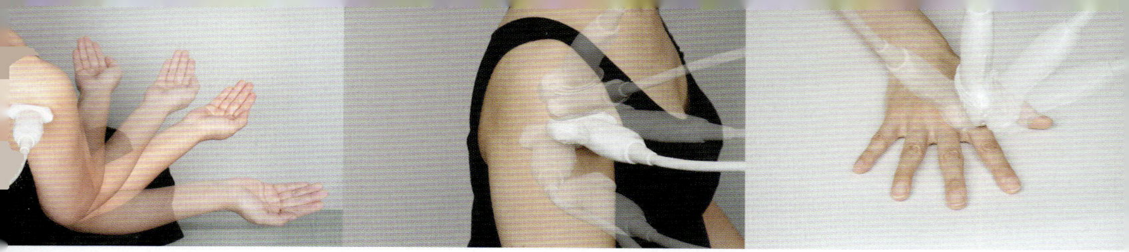

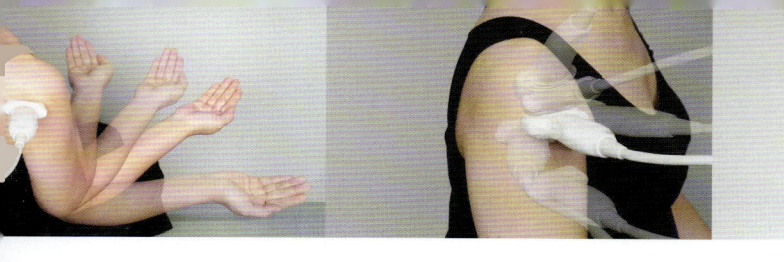

リウマチ診療レベルアップ
関節エコービジュアルレシピ

LEVEL UP

著 大野 滋・鈴木 毅・小笠原 倫大

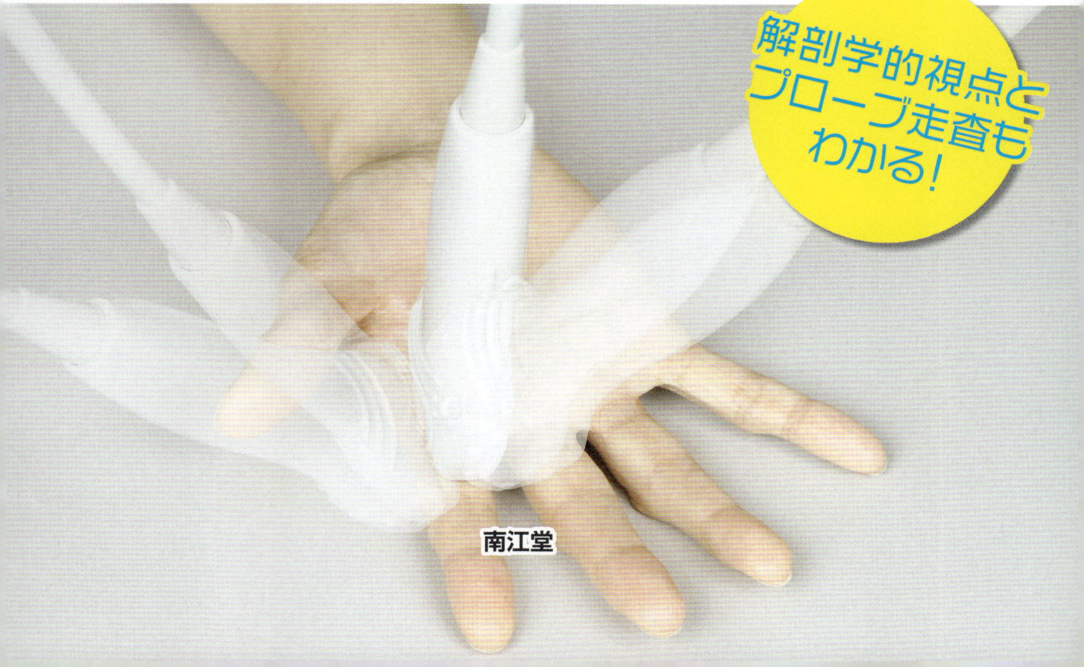

解剖学的視点とプローブ走査もわかる!

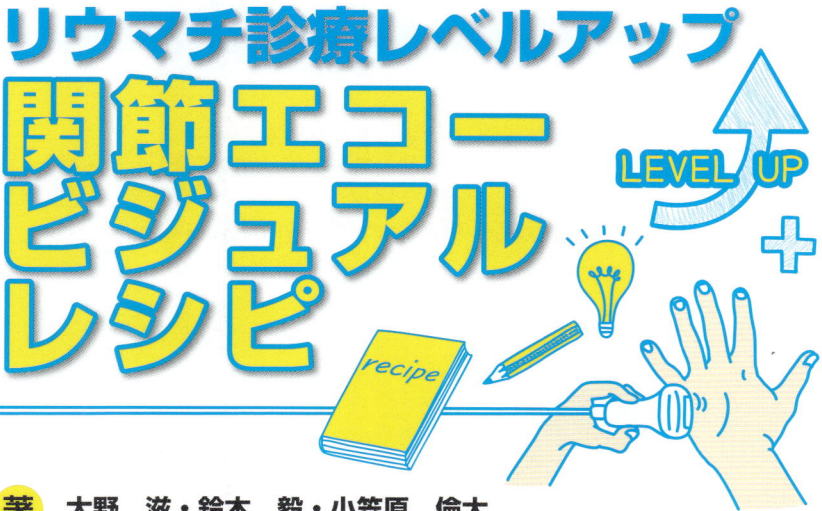

南江堂

■執筆者

大野　　滋　おおの　しげる　　横浜市立大学附属市民総合医療センター
　　　　　　　　　　　　　　　リウマチ膠原病センター診療教授

鈴木　　毅　すずき　たけし　　日本赤十字社医療センター
　　　　　　　　　　　　　　　膠原病・アレルギー内科部長

小笠原倫大　おがさわら　みちひろ　順天堂大学膠原病内科准教授

機器協力：日立アロカメディカル株式会社

序　文

　関節リウマチ（rheumatoid arthritis：RA）をはじめとするリウマチ性疾患の診療（リウマチ診療）において，関節超音波検査（関節エコー）の果たす役割はますます重要になっている．関節エコーがその威力をもっとも発揮するのは，聴診器代わりに診察室で使用する「臨床現場即時検査（point of care testing：POCT）」としてである．診察室に機器があれば，関節エコーには「いつでもどこでもすぐに簡単に，誰もが侵襲なく複数の関節を，ときには動的に検査できる」という多くの利点がある．一方で，診察室に機器がある施設は限られ，また多忙な日常診療で医師が関節エコーを多くの患者に行うことには限界もある．このような際には検査技師に検査を依頼することとなる．リウマチ専門医，整形外科医，超音波技師など多岐にわたる医療スタッフが関節エコーを実施するが，学習にあたってそのスタートラインは異なる．整形外科系の専門医と違い，多くの内科系のリウマチ専門医や検査技師にとって，関節の解剖に関する知識の欠如が関節エコーの技術習得の障壁となる．

　関節エコーは心臓や消化器のエコーと異なり，観察すべき対象が「見える」あるいは「触れる」という特長がある．画面を眺めながらプローブを動かして観察対象を探すよりも，見て触ったほうが簡単に同定できるケースが多い．各関節には観察対象を同定するための解剖学的ランドマークがある．本書では解剖に関する理解を深めるために，視診，触診によるランドマークの同定のコツを記載するとともに，プローブ動作を連続写真で表現し，これまでの関節エコーの教科書と一線を画す「誰にでもわかる」「親切すぎる」マニュアルを目指した．

　本書の最大の特長は，それぞれの観察対象について見開き2頁で，プローブの走査法とともに，エコー像の見方と解剖学的知識までが一目でわかるような構成となっていることである．今すぐにこの本を参考に，関節を見て，触れて，プローブを手にとって観察していただきたい．

　最後にあらためて強調したい点がある．関節エコーは，検査を行うこと自体が目的ではなく，RAの疾患活動性を評価するさまざまな手段の一つであるという点である．関節エコーによって得られた情報をリウマチ専門医が正しく理解し，その他の臨床情報とともに総合的に判断し，個々の患者の治療に反映させること，すなわち早期診断と寛解導入に生かすことこそがもっとも重要である．本書を参照することで，より多くの施設で効率よく関節エコーを行っていただき，一人でも多くのRA患者の予後が改善することを執筆者一同，祈念している．

2016年2月

執筆者一同

目　次

第Ⅰ章　関節エコーの基本知識　　　大野　滋
1. 関節エコーによる病態の定義と重症度分類 ……………… 2
2. リウマチ性疾患の診療における関節エコーの位置づけ ……… 6
3. 操作法と注意点 …………………………………………… 9
4. 検査の手順 ………………………………………………… 13

第Ⅱ章　関節エコーの撮像法をおさえる …………… 15

A　手指　　　大野　滋
肉眼・触診でランドマークを確認する方法 ……………… 16
近位指節間（PIP）関節―背側／縦断像 ………………… 18
近位指節間（PIP）関節―背側／横断像 ………………… 20
近位指節間（PIP）関節―掌側／縦断像 ………………… 22
近位指節間（PIP）関節―掌側／横断像 ………………… 24
中手指節（MCP）関節―背側／縦断像 …………………… 26
中手指節（MCP）関節―背側／横断像 …………………… 28
中手指節（MCP）関節―掌側／縦断像 …………………… 30
中手指節（MCP）関節―掌側／横断像 …………………… 32
屈筋腱／横断像 ……………………………………………… 34
屈筋腱／縦断像 ……………………………………………… 36
おさえておくべき疾患 ……………………………………… 38

B　手関節　　　鈴木　毅
肉眼・触診でランドマークを確認する方法 ……………… 42
手関節（背側）―橈側／縦断像 …………………………… 44
手関節（背側）―正中／縦断像 …………………………… 46
手関節（背側）―尺側／縦断像 …………………………… 48

手関節(背側)―尺側／横断像	50
伸筋腱／横断像	52
尺側手根伸筋腱／横断像	54
尺側手根伸筋腱／縦断像	56
屈筋腱(手根管)／横断像	58
おさえておくべき疾患	60

C 肘関節　　　　　　　　　　　　　　　大野　滋

肉眼・触診でランドマークを確認する方法	64
肘関節―屈側(腕橈関節)／縦断像	66
肘関節―屈側(腕尺関節)／縦断像	68
肘関節―伸側／縦断像	70
肘関節―伸側／横断像	72
おさえておくべき疾患	74

D 肩関節　　　　　　　　　　　　　　　鈴木　毅

肉眼・触診でランドマークを確認する方法	78
上腕二頭筋腱／横断像	80
上腕二頭筋腱／縦断像	82
三角筋下滑液包	84
肩峰下滑液包	86
肩甲上腕関節	88
おさえておくべき疾患	90

E 股関節

肉眼・触診でランドマークを確認する方法　　小笠原倫大	92
股関節(前方関節窩)／縦断像	94
おさえておくべき疾患　　　　　　　　　　　鈴木　毅	96

F 膝関節　　　　　　　　　　　　　　　小笠原倫大

肉眼・触診でランドマークを確認する方法	98
膝蓋上窩／縦断像	100
膝蓋上窩(内・外側傍膝蓋窩)／横断像	102

膝関節—内側／縦断像 ･････････････････････････････････ 104
膝関節—外側／縦断像 ･････････････････････････････････ 106
膝関節—屈側／横断像 ･････････････････････････････････ 108
膝蓋腱／縦断像 ･･･････････････････････････････････････ 110
おさえておくべき疾患 ･････････････････････････････････ 112

G　足関節・足趾　　　　　　　　　　　　　　小笠原倫大

肉眼・触診でランドマークを確認する方法 ･･････････････ 116
足（距腿）関節／縦断像 ･･･････････････････････････････ 118
距舟関節／縦断像 ･････････････････････････････････････ 120
伸筋腱群／横断像 ･････････････････････････････････････ 122
屈筋腱群／横断像 ･････････････････････････････････････ 124
屈筋腱群／縦断像 ･････････････････････････････････････ 126
長短腓骨筋腱／横断像 ･････････････････････････････････ 128
長短腓骨筋腱／縦断像 ･････････････････････････････････ 130
中足趾節（MTP）関節／縦断像 ････････････････････････ 132
アキレス腱／縦断像 ･･･････････････････････････････････ 134
おさえておくべき疾患 ･････････････････････････････････ 136

索引 ･･･ 141

第 I 章

関節エコーの基本知識

1. 関節エコーによる病態の定義と重症度分類

　超音波（エコー）検査は循環器科，消化器科，産婦人科をはじめ多くの診療科の診療において不可欠な画像検査である．エコー機器の性能の向上とともにリウマチ・膠原病領域でもエコー検査が行われるようになり，その有用性が証明された．骨，軟骨，滑膜，腱，靱帯，滑液包などの関節領域はもとより，筋肉，神経，血管，唾液腺，肺（間質性肺炎）などさまざまな対象，疾患で臨床応用されるに至った．もはやエコー検査はリウマチ専門医にとっても必要不可欠な存在となっている．本書ではリウマチ領域のなかの関節領域（関節エコー）に絞って解説する．その他の領域については成書[1]を参照いただきたい．
　関節エコーではBモード（グレースケール）とドプラモードの2種類を使用する．BモードのBはbrightnessの略で，白黒の画像で目的とする対象の形態を評価する際に使用する．ドプラモードは血流を検出するモードで，関節エコーでは滑膜などの異常血流を評価する．ドプラモードにはカラードプラとパワードプラの2種類のモードがある．従来，関節エコーではカラードプラに比し，パワードプラがより血流の検出感度が高いとされてきたが，機器の性能の向上とともにその差は縮まりつつある．ドプラモードで検出される異常血流の程度は，組織の炎症の程度とよく相関する．
　関節リウマチ（rheumatoid arthritis：RA）に限らず，さまざまなリウマチ性疾患で関節領域の異常が出現する．これらのすべての疾患が関節エコーの対象となりうる．
　関節エコーで観察される主な病態がOMERACT（Outcome Measures in Rheumatology）により次のように定義されている[2]．

＜病態の定義＞

滑　　液：低エコーあるいは無エコー（ときに中〜高エコーの場合もある）の関節内の異常な物質で，移動性かつ圧縮性であるがドプラシグナルは示さない

滑膜肥厚：低エコー（ときに中〜高エコーの場合もある）の関節内の異常な物質で，移動性がなくかつ圧縮性に乏しく，ドプラシグナルを示すことがある

とくに小関節では，両者の区別は必ずしも容易ではないためグレースケールでは「滑液貯留 and/or 滑膜肥厚」として評価することもある

骨びらん：縦断・横断の2断面で観察される関節内の骨表面の不連続点

腱鞘滑膜炎：縦断・横断の2断面で観察される腱鞘内の低あるいは無エコーの肥厚した組織で，液体を伴うこともある．ドプラシグナルを示すことがある

　それぞれの病態について半定量的な重症度分類の定義がある．グレースケールの重症度分類としてSzkudlarekらによる分類がしばしば使用されるので以下にその定義を紹介する[3]．

＜グレースケール分類＞

・滑液貯留
　圧縮性のある無エコーを呈する関節内の領域
　グレード0：滑液貯留なし
　グレード1：少量の滑液貯留
　グレード2：中等量の滑液貯留で関節包の拡張を伴わない
　グレード3：高度の滑液貯留で関節包の拡張を伴う
・滑膜肥厚
　圧縮性のない低エコーを呈する関節内の領域
　グレード0：滑膜肥厚なし
　グレード1：軽度の滑膜肥厚
　グレード2：関節を形成する2つの骨の頂点を結ぶラインを越えて膨隆する滑膜肥厚で骨幹部に進展しないもの
　グレード3：グレード2の所見に加えて少なくとも片方の骨幹部に滑膜肥厚が進展したもの

　この定義はもともと中手指節（MCP）・近位指節間（PIP）・中足趾節（MTP）関節を対象とした研究において作成されたものであるため，これらの小関節以外の関節ではこの定義（とくに滑膜肥厚）は適応できないという欠点がある．他の個々の関節における滑膜肥厚の重症度分類の定義は現時点では存在しない．このため実臨床では，前述の関節以外では「所見なし，軽度，中等度，高度の所見」という漠然とした定義で主観的に重症度分類しているのが現状であると思われる．このため後述するパワードプラの分類に比べてグレースケールでは評価者に

よるばらつきが大きいことが報告されている[4]．

パワードプラの重症度分類に関しても Szkudlarek らによる分類がしばしば使用される．

<パワードプラ分類>
グレード0：滑膜に血流シグナルなし
グレード1：単一の血管の血流シグナル
グレード2：癒合した血流シグナルが滑膜の領域の半分以下
グレード3：癒合した血流シグナルが滑膜の領域の半分以上

グレード1の定義については多少の修飾がときにみられるが，グレースケールの定義に比べより明確なものとなっている．このため評価者によるばらつきはパワードプラ画像では少ない．しかし，恐らく，正常血管の血流の評価や滑膜の領域の定義が評価者によって異なるために多少のばらつきは残る．

最近になり OMERACT から腱鞘滑膜炎の重症度分類が提唱された[5]．縦断像と横断像の2断面で評価すること，グレースケールでは正常から高度異常までの4段階の半定量法で評価すること，具体的な定義がないことは他の病態の評価方法と同様である．

パワードプラについてはより具体的な記載がある．

<パワードプラ分類（腱鞘滑膜炎）>
グレード0：血流シグナルなし

グレード1：肥厚した腱鞘滑膜内の巣状（focal）の血流シグナル（肥厚した腱鞘滑膜の1領域に限定したもの）．2断面で確認され，正常の栄養血管を除く

グレード2：肥厚した腱鞘滑膜内の多巣性（multifocal）の血流シグナル（肥厚した腱鞘滑膜の複数の領域で血流を認める）．2断面で確認され，正常の栄養血管を除く

グレード3：肥厚した腱鞘滑膜内のびまん性（diffuse）の血流シグナル（肥厚した腱鞘滑膜のほとんどの領域に血流を認める）．2断面で確認され，正常の栄養血管を除く

腱周囲の異常な（つまり腱鞘滑膜内の）血流シグナルに加え，2断面で確認される腱内部の血流シグナルがあれば（正常の栄養血管に相当する小さな孤立性の血流シグナルを除く）グレード1は2に，グレード2は3に繰り上がる

骨びらんや滑液包炎については重症度分類に関する定義のコンセンサスは得られていないのが現状である．

関節エコーの欠点として，検者による評価のばらつきが大きい点が指摘される．

publication biasがあることは否定できないが，多くの論文で関節エコーの評価のばらつきは決して大きくないことが報告されている．

■文献
1) 大野 滋（監訳）：EULAR リウマチ性疾患超音波検査テキスト，メディカルサイエンスインターナショナル，東京，2012
2) Wakefield RJ et al：Musculoskeletal ultrasound including definitions for ultrasonographic pathology. J Rheumatol **32**：2485-2487, 2005
3) Szkudlarek M et al：Interobserver agreement in ultrasonography of the finger and toe joints in rheumatoid arthritis. Arthritis Rheum **48**：955-962, 2003
4) Cheung PP et al：Reliability of ultrasonography to detect synovitis in rheumatoid arthritis：a systematic literature review of 35 studies（1,415 patients）. Arthritis Care Res **62**：323-334, 2010
5) Naredo E et al：Reliability of a consensus-based ultrasound score for tenosynovitis in rheumatoid arthritis. Ann Rheum Dis **72**：1328-1334, 2013

2. リウマチ性疾患の診療における関節エコーの位置づけ

　早期診断，早期治療，寛解導入とその維持によりRA患者の予後を改善することが現実となった．つい最近まで想像することさえできなかったこのような高い目標の達成のために関節エコーやMRIなどの新しい画像検査が果たす役割はこれまでになく大きくなっている．従来の単純X線が，とくに骨破壊の進行や関節裂隙狭小化の評価に今でも重要であることに疑いはないが，早期診断におけるX線の役割は限定的である．このためより検出感度の高い新しい画像検査が求められるようになった．その中心的な役割を果たしているのが関節エコーとMRIである．これらの検査の長所と短所について理解し，合理的に臨床応用することが重要である．関節エコーはX線に比し骨びらんの検出感度に優れ，またX線と異なり滑膜炎などの炎症性病変の評価も可能である．これらの特徴を生かして，以下の際に関節エコーを臨床応用する．一方で，他の検査と同様に，感度と特異度のトレードオフ，偽陽性・偽陰性の問題があることも事実である．関節エコーの所見のみに頼ることなく，問診や触診，血液検査などのさまざまな臨床情報から総合的に病態を評価することが重要である．

a. 早期診断

　米国リウマチ学会（American College of Rheumatology：ACR）と欧州リウマチ学会（European League Against Rheumatism：EULAR）の新しいRA分類基準に関節エコーによる滑膜炎の証明について触れられていることからもわかるように，RAの早期診断において関節エコーは非常に強力なツールとなる．触診よりも感度よく滑膜炎や骨びらんを検出できることが証明されており，触診で判断できない早期あるいは軽症例での診断の補助として関節エコーはきわめて有用である．

b. 疾患活動性評価

　触診で確認できず関節エコーでのみ確認できる滑膜炎は潜在性滑膜炎（subclinical synovitis）と呼ばれる．関節エコーはsubclinical synovitisの評価のみならず，線維筋痛症合併RAなどでみられる「腫脹を伴わない圧痛関節」の評

価や晩期のRAなどでの「線維性の瘢痕組織による腫大関節」における活動性の炎症の有無を正確に評価するのにも有用である．また前述のように，所見の有無だけでなく，半定量的な評価が可能である．

個々の関節の評価だけでなく，患者の疾患活動性の評価に関節エコーを応用しようという試みがある．現時点で臨床研究においては試みられているが，実際に臨床応用されるには，評価関節をどれだけ少なくできるかが問題である．一方で評価関節数を限定してしまうことは感度の低下を招くことが予想され，実臨床における個々の患者の評価には限界がある．時間，労力，コストのかかる検査を追加することを正当化するためには，従来の疾患活動性評価に比べ，正確さや変化に対する感度（sensitivity to change）に優れることを証明する必要がある．これらについては今後の課題である．

c. 寛解の判定

臨床的寛解にあっても骨破壊が進行してしまう症例がある．これらの患者では関節エコーで異常所見が残存しているケースが多いと報告されている[1]．関節エコーによる評価をもとに治療を強化し画像的寛解を導入することが予後の改善につながることが予想され，エビデンスの蓄積が期待される．ただし，関節エコーで検出されるすべての異常所見が必ずしも将来の骨破壊につながるわけではない点に注意が必要である．現時点では1つの骨破壊進行を防ぐために必要な治療患者数（numbers needed to treat：NNT）が多く，コストパフォーマンスは決して高くないのが現実である．異常所見の残存する部位やその範囲，持続期間，治療内容などを考慮し治療強化を行うか否かの判断をすることがリウマチ専門医に求められている．

d. 予後予測

骨びらんの有無が骨破壊の予測因子であることが知られている[2]．また，関節エコーで検出される血流シグナルの所見の有無が臨床的寛解にある患者の骨破壊や再発の予測因子であるとの報告もある[3]．

関節エコーは検者に依存する検査である点が指摘されているが，実際には信頼性，再現性の高い検査であることが証明されている．検査にかかる時間，コスト，アクセスなどが問題点としてあげられ，実効性（feasibility）には依然として課題がある．

関節エコーをより効率よく有効に臨床応用するためにはその特徴を理解し必要

に応じて上手に使い分けることが重要である．残念ながら現時点では，どの患者のどの関節をどのようなタイミングで検査することがよいのかに関するエビデンスや推奨はない．触診による評価で明らかに疾患活動性が高ければ治療強化が必要で，あえて関節エコーを行う必要はないかもしれない．触診による判断の難しい関節の評価や臨床的寛解にある患者のsubclinical synovitisの評価が関節エコーのよい適応である．

■文献
1) Brown AK et al：An explanation for the apparent dissociation between clinical remission and continued structural deterioration in rheumatoid arthritis. Arthritis Rheum 58：2958-2967, 2008
2) Funck-Brentano T et al：Prediction of radiographic damage in early arthritis by sonographic erosions and power Doppler signal：a longitudinal observational study. Arthritis Care Res 65：896-902, 2013
3) Carlo AS et al：Ultrasonographic evaluation of joint involvement in early rheumatoid arthritis in clinical remission：power Doppler signal predicts short-term relapse. Rheumatology 48：1092-1097, 2009

3. 操作法と注意点

　エコー装置には「ステーション型」と呼ばれる上位機種と，機動性を重視した「ポータブル型」の2種類がある．従来はポータブル型の性能がやや劣るとされていたが，両者の差は縮まりつつある．購入の際には両者の特徴を理解し，自身の施設でどのような場面で使用することが多いかに応じて選択するとよい．ほとんどのエコー装置はBモード，ドプラモードの両者での観察ができる仕様となっている．関節エコーでは高周波リニアプローブを使用する．10 MHz以上の高周波プローブを使用することが多いが，股関節などの深部ではより低い周波数のプローブを使用する．プローブの周波数が高いほど解像度がよくなるが，深部までエコーが到達しないことがその理由である．関節エコーでは微細な構造物を観察するためにきめ細かくプローブを動かすこと，また，とくに小関節や皮下の浅い構造物の観察ではプローブによる圧力を避けるように配慮することが必要である．このため，なるべくプローブの接触面に近い部分を指先で保持し，手首や小指を被験者の体にあて検者の手を安定させることがコツである（**図1**）．プローブを動かす際には手全体を動かすのではなく，手指で動かすとよい．プローブを縦，横に動かすだけでなく，扇状に動かしたり，ひねったり，プローブの接触面の角度を調整するように動かして（**図2**）ベストの画像を描出する．プローブのコードが比較的重いため，コードを首にかけて観察することも多い．

　関節エコーの最良の条件設定は，観察対象の深さや装置による違いもあるので，一律に述べることはできない．装置の特性に応じてベストな画像が得られる条件に設定する．条件によって得られる画像が変わってしまうため，経時的な評価の際には同じ条件設定で観察する必要がある．

a. Bモードでの注意点
①ゲイン：最適な解像度が得られるよう，明るさを調節する．
②フォーカス：カメラの撮影の際にピントを合わせるのと同様に，観察対象の深さに応じてフォーカスを合わせる．機器によっては複数のフォーカス設定が可能である．
③ダイナミックレンジ：ダイナミックレンジを調節することでいわゆる「硬い

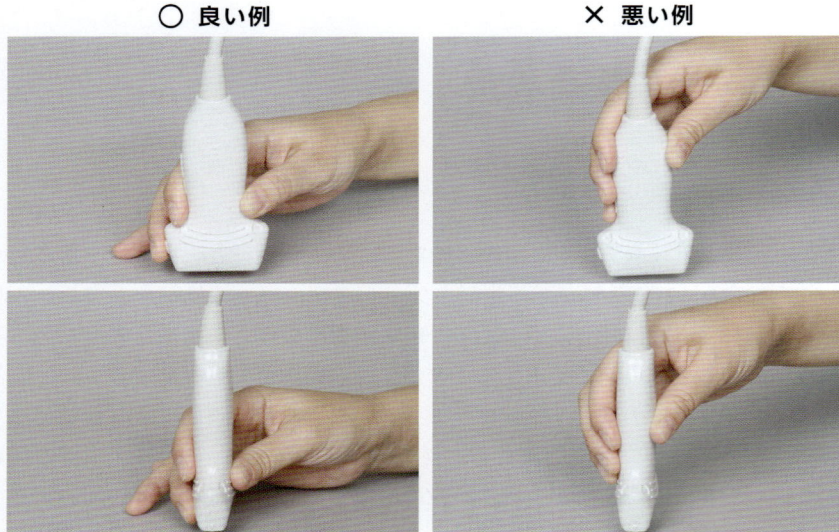

図1　プローブの持ち方

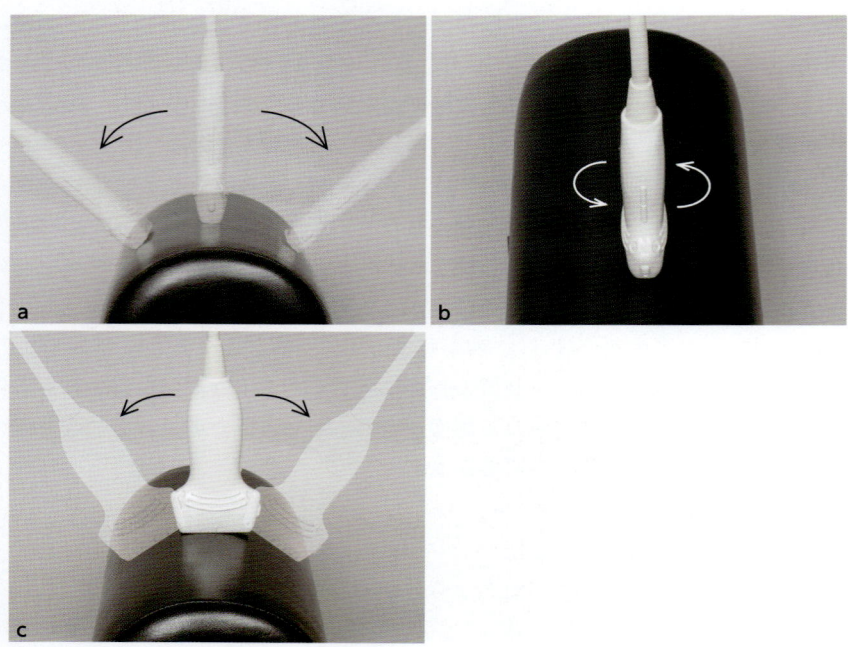

図2　プローブの動かし方

画像」「柔らかい画像」の調整が可能である．

b．ドプラモードでの注意点
① PRF（pulse repetition frequency）パルス繰り返し周波数：関節エコーでは低流速の血流の検出が目的であるため，PRF はなるべく低く設定する．一般には 500～1,000 Hz の範囲が推奨されている．
② ゲイン：わずかな血流を感度よく検出できるよう設定する．一般にはゲインを最大に上げた後に，少しずつ絞っていき，骨表面や内部のノイズが消えるギリギリのところに設定する．ノイズを嫌うあまりにゲインを低く設定すると，目的とする異常血流が検出できなくなる恐れがある．
③ ROI（region of interest）関心領域：一般に ROI を大きくすると血流の検出感度が落ちるとされるが，ROI を常に画面の最上部まで拡大するよう注意す

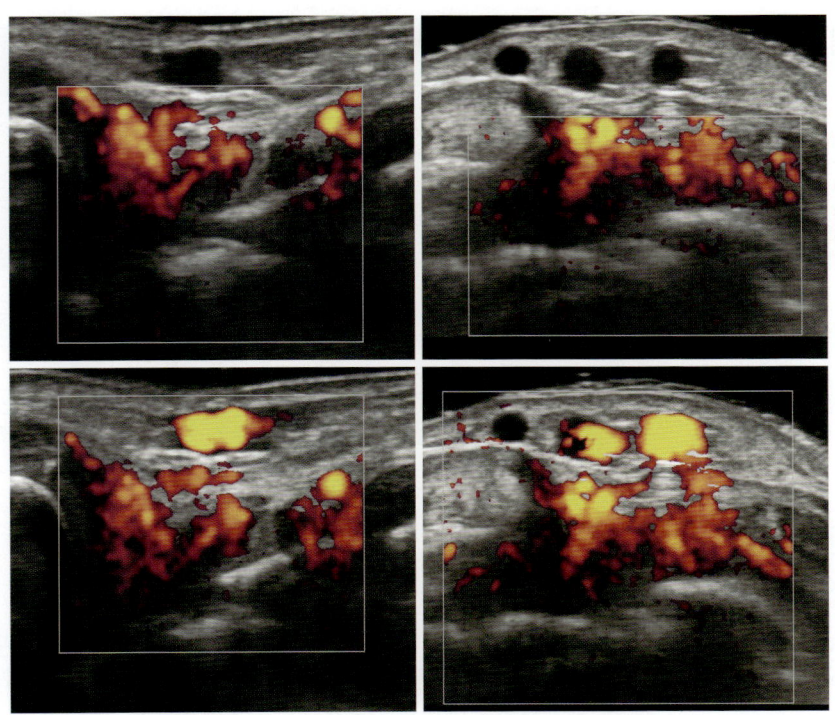

図 3　ROI の設定
表在血管の深部にみられる血流の少なくとも一部は，血管内の血流による多重反射によるアーチファクトである．ROI を最上部まで設定することで正しく判断できる．

I　関節エコーの基本知識　**11**

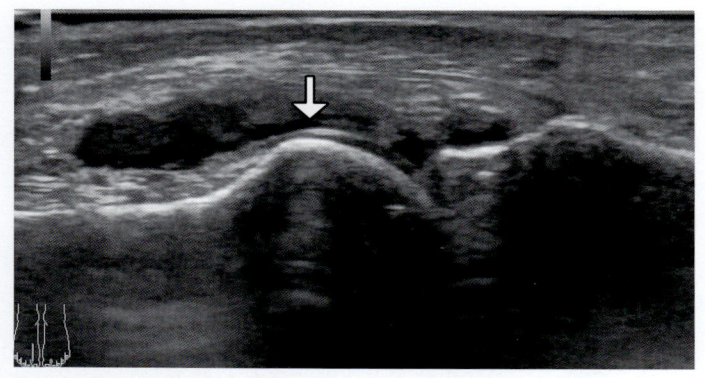

図4 軟骨境界面アーチファクト
滑液と軟骨境界面において軟骨の表層が白い線として描出されるアーチファクト（矢印）．痛風の際のdouble contour signと見誤らないことが重要である．

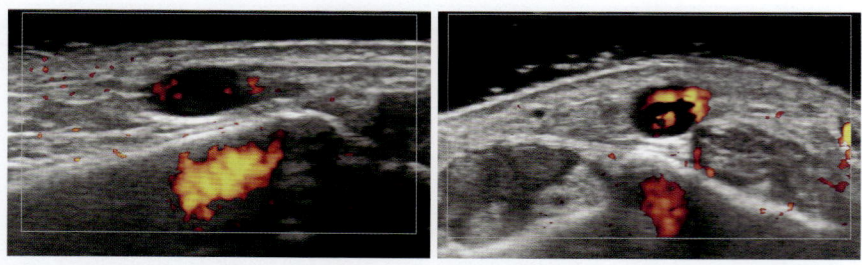

図5 ミラーアーチファクト
骨皮質の下に観察される血流はミラーアーチファクトである．

る（**図3**）．ROIが最上部まで設定されていないと，表在血管が存在する際に，血管内の血流による多重反射を異常血流と誤って判断してしまう可能性がある．

c．さまざまなアーチファクト

　関節エコーではさまざまなアーチファクトがある．Bモードでは腱の観察の際のアニソトロピー（異方性），軟骨の観察の際の軟骨境界面（cartilage interface）アーチファクトが問題となる（**図4**）．ドプラモードでは，骨皮質の表面が超音波鏡面として働くために骨皮質の下部に偽の血流が観察されるミラーアーチファクト（**図5**），血管の下部で偽の血流が観察される多重反射（reverberation）などが問題となりうる．詳細については成書を参照されたい．

4. 検査の手順

　明るさを調節でき，快適な室温を保てる環境で検査することが望ましい．各関節の適切な姿勢については第Ⅱ章で紹介するが，検者，被検者ともに快適な姿勢で検査することが望ましい．右手でプローブを保持し，左手で装置を操作する（**図1**）．一定時間の安静ののちに検査することを推奨する場合もあるが，実際には運動直後でなければ，大きな問題はない．関節からこぼれないようにハードタイプのゼリーを十分量，用いるとよい．ゲルウォーマーと呼ばれる装置でゼリーを温めて使用するケースがあるが，温度の変化によって血流の検出感度が変化する可能性があり推奨できない．温度の安定した室温のゼリーが望ましい．

　画像のオリエンテーションについては，縦断像では画面の左が近位側になるように撮像することが一般的である（**図2**）．横断像では日本整形外科学会の推奨とEULARの推奨では表示法が異なり，コンセンサスは得られていない．患者に説明する際には，観察対象の向きと画面の向きを合わせたほうが患者にとって理解しやすいであろう．実際にはオリエンテーションがわかるよう，コメントをつければどちら向きで表示しても問題はない．

　日常臨床では患者の訴えを聞き，触診ののちに検査をすることが多い．このような場合，先入観をもって検査してしまう可能性があるため，治験や研究などの際により客観的な評価が必要なときには，臨床情報を知らない第三者が検査する

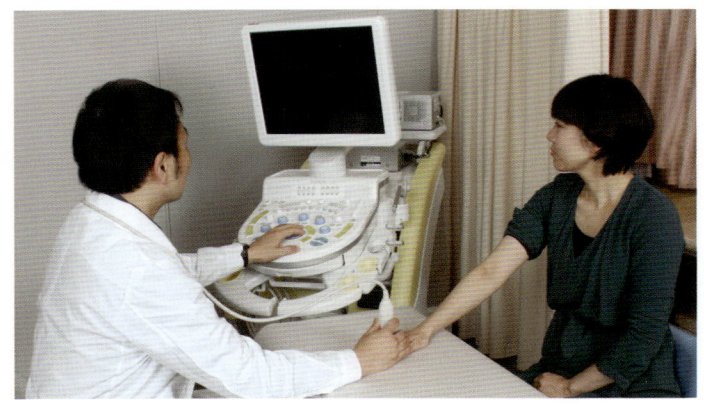

図1　適切な配置

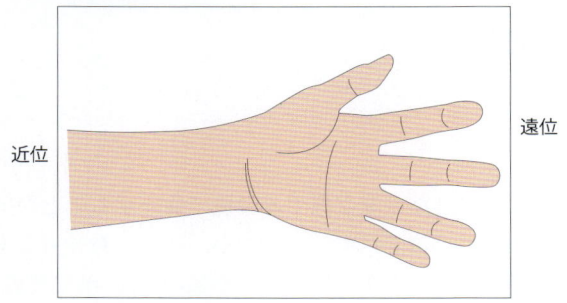

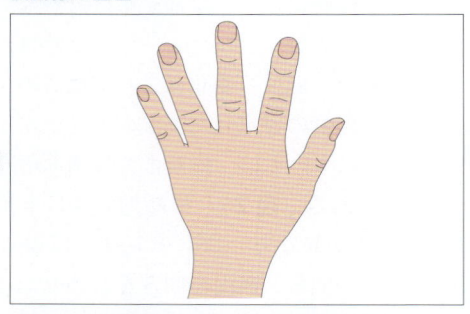

図2 画像のオリエンテーション（EULAR方式）

ことが望ましい．

　関節エコーを用いると，患者が痛みを訴えた関節の状態を画像として提示できるため，より説得力がある説明ができる．あらかじめ，関節に炎症があればどのような画像が得られるか説明した後で実際の検査を行うとよい．治療強化をためらう患者を説得する際，炎症による痛みと物理的，精神的な痛みを鑑別する際などでも関節エコーはその威力を発揮する．画像を見ながら患者とコミュニケーションをとることで患者，医師間の信頼関係が強化される．

　関節エコーを行うことで解剖に関する理解が深まり触診の技術が向上するため，医師にとってもよいフィードバックがある．

第 II 章

関節エコーの撮像法をおさえる

A 手指
B 手関節
C 肘関節
D 肩関節
E 股関節
F 膝関節
G 足関節・足趾

A｜手 指

肉眼・触診でランドマークを確認する方法

体表のランドマーク

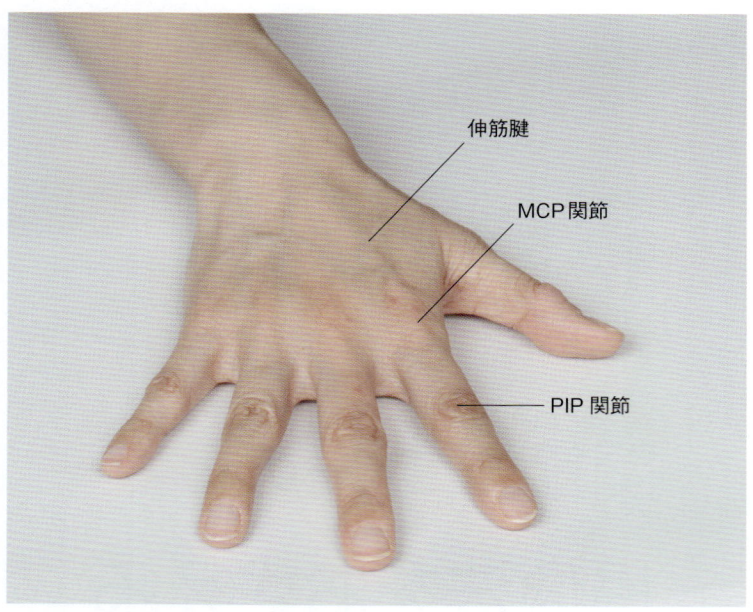

伸筋腱
MCP関節
PIP関節

- 近位指節間(PIP)，中手指節(MCP)関節を確認する．
- MCP関節背側の伸筋腱は肉眼で同定できる．手指の尺側偏位の強い症例では伸筋腱が中手骨頭の尺側に偏位している場合がある．
- PIP関節では関節リウマチなどの際の「柔らかい」炎症性の腫脹と，変形性関節症(OA)でみられる「硬い」骨性肥大(Bouchard結節)の両者が出現しうる．触診である程度，これらの鑑別ができる．遠位指節間(DIP)関節のOA(Heberden結節)の触診を多く経験することで骨性肥大の触診の感覚を把握できる．

解 剖 図

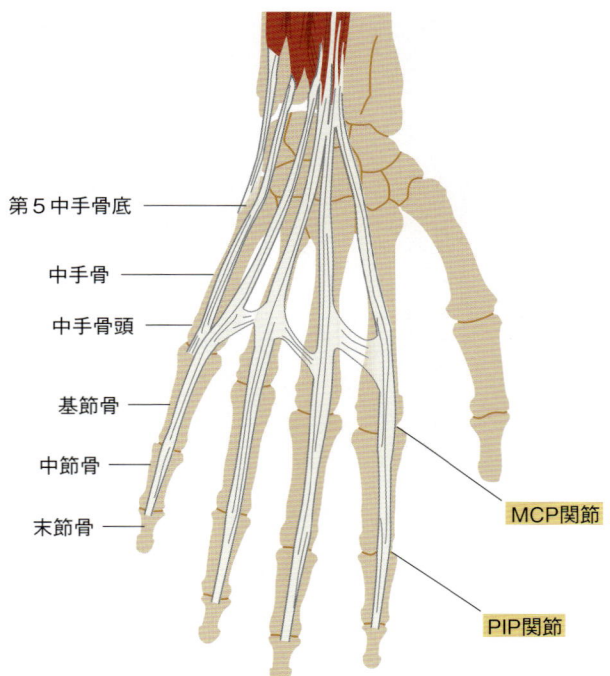

- 第5中手骨底
- 中手骨
- 中手骨頭
- 基節骨
- 中節骨
- 末節骨
- MCP関節
- PIP関節

- PIP関節は基節骨，中節骨からなり，その背側に伸筋腱が存在する．

A｜手　指　近位指節間（PIP）関節―背側／縦断像

撮像のコツ・考え方

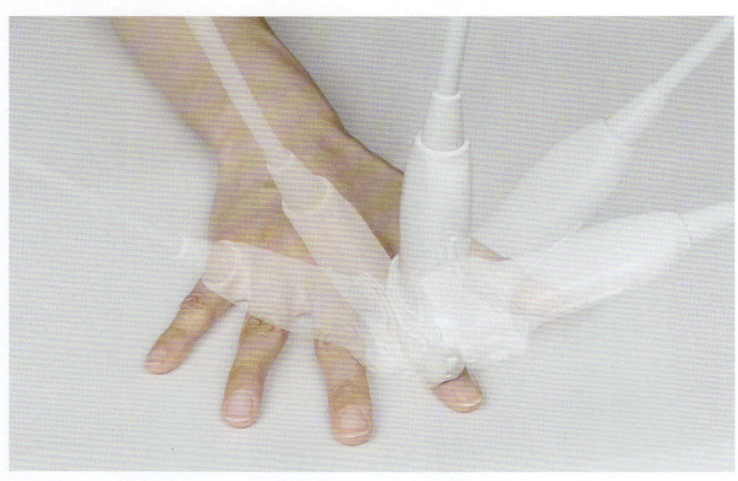

- 手指の観察は座位または臥位で行う．手台やタオルに手をのせて検査する．手指の力を抜きリラックスした姿勢で観察する．
- PIP関節背側正中にプローブをあて基節骨，中節骨を描出する．背側に伸筋腱が走行する．屈筋腱と比べて細いため同定しにくい場合もあるが動的な観察で同定できる．
- 正中から観察をはじめ，橈側，尺側と網羅的に観察する．
- 滑液貯留，滑膜肥厚，骨びらん，腱の異常所見の有無について観察する．

解　剖　図

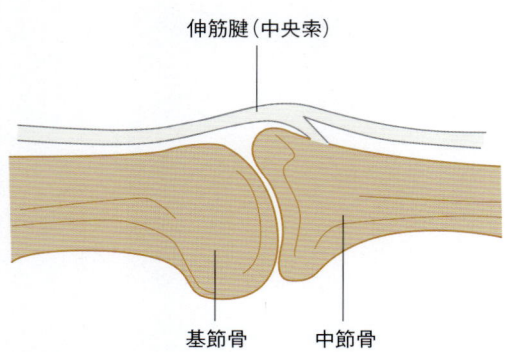

- PIP関節は基節骨，中節骨からなり，その背側に伸筋腱が存在する．

エコー像の解釈

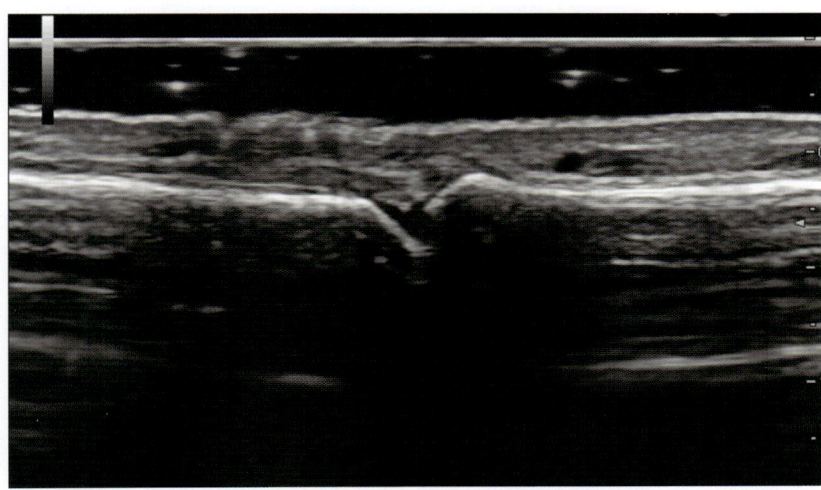

近位 　　　　　　　　　　　　　　　　　　　　　　　　遠位

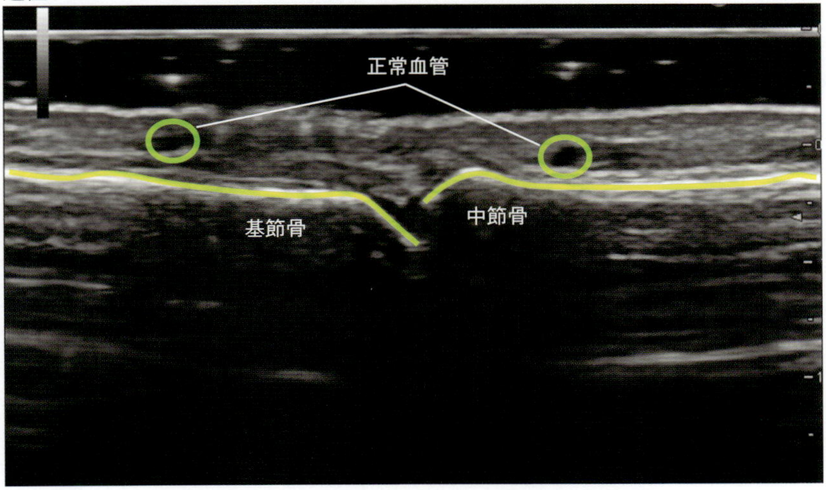

正常血管

基節骨　　　中節骨

- 正常関節では滑膜，滑液，軟骨は描出されないことが多い．
- 関節外の正常血管が観察される．

ワンポイントアドバイス

- PIP関節やMCP関節などの皮下の浅い部分に存在する関節を観察する際には十分量のゼリーを使用し，プローブを押しつけないように注意する．
- 関節を屈曲，過伸展させると少量の滑液や血流シグナルを見逃してしまう．

A｜手　指　近位指節間（PIP）関節―背側／横断像

撮像のコツ・考え方

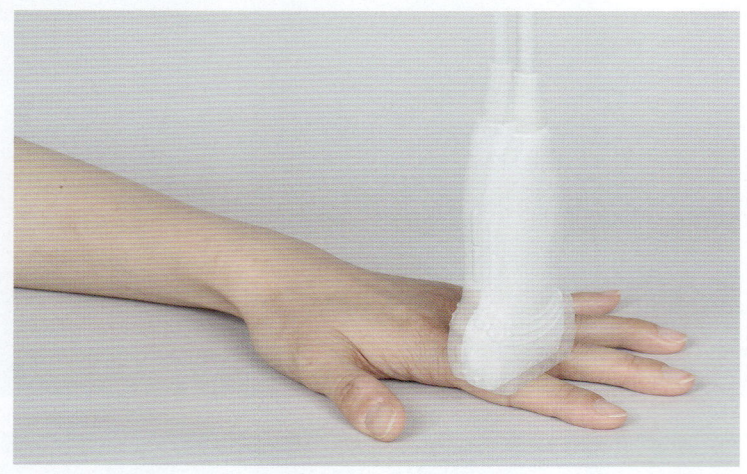

- 縦断像の後に横断像で観察する．基節骨の横断像から観察をはじめる．
- 正中に置いたプローブを次第に遠位に移動すると，PIP 関節で基節骨の輪郭が消失し，その後，中節骨の輪郭が描出される．
- 背側正中に伸筋腱が描出される．

解　剖　図

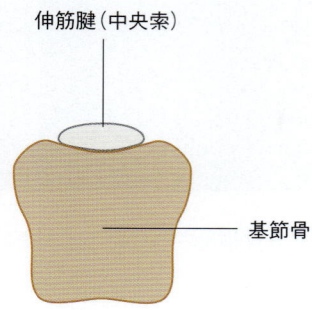

伸筋腱（中央索）

基節骨

- PIP 関節は基節骨，中節骨からなり，その背側に伸筋腱が存在する．

エコー像の解釈

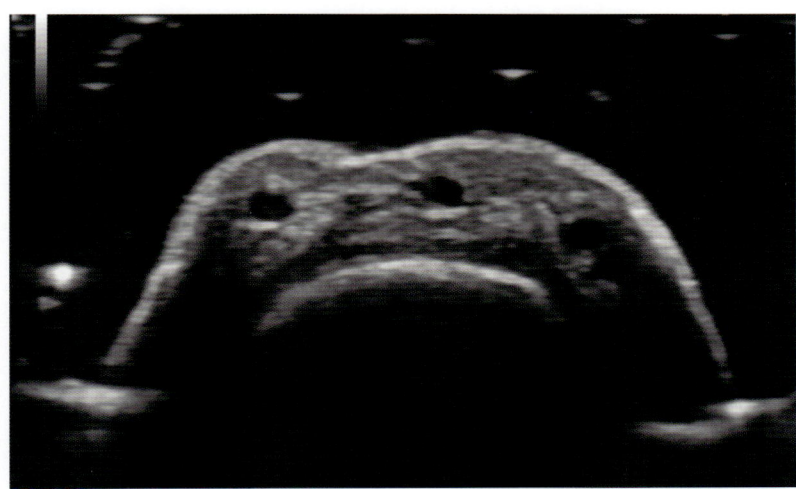

尺側　　　　　　　　　　　　　　　　　　橈側

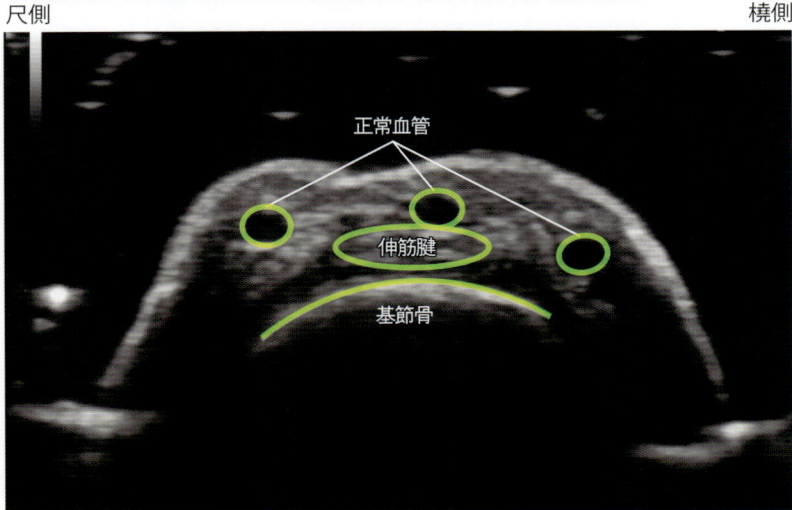

正常血管
伸筋腱
基節骨

- 伸筋腱は縦断像に比べ横断像のほうが同定しやすい場合もある．正常血管の横断像が描出される．

ワンポイントアドバイス

- 横断像でも，正中のみでなく橈側から尺側まで網羅的に観察するとよい．
- 伸筋腱に接して血管が走行する際には，滑液貯留や異常な血流シグナルと間違えないように注意する．

A｜手 指　　近位指節間（PIP）関節―掌側／縦断像

撮像のコツ・考え方

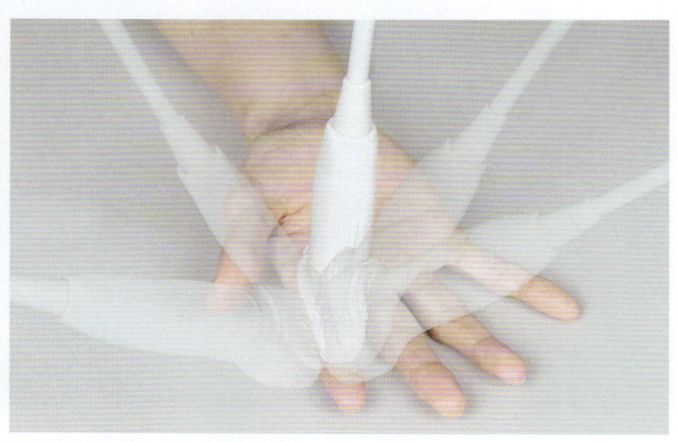

- PIP 関節掌側正中にプローブをあて基節骨，中節骨を描出する．掌側に屈筋腱が走行する．伸筋腱と比べて屈筋腱はより太く容易に同定できる．
- 腱の全体像を描出しながらそのフィブリラーパターンを観察する．
- 正中から観察をはじめ，橈側，尺側と網羅的に観察する．
- 滑液貯留，滑膜肥厚，骨びらん，腱鞘滑膜の異常所見の有無について観察する．

解 剖 図

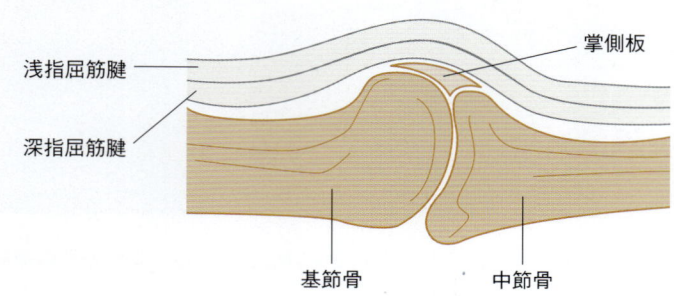

- PIP 関節は基節骨，中節骨からなり，その掌側に屈筋腱が存在する．
- PIP 関節掌側には掌側板という線維軟骨が存在する．
- 浅指屈筋腱は基節骨のレベルで左右に分かれ深指屈筋腱の深部で中節骨に付着する．また，深指屈筋腱は末節骨に付着する．
- 遠位指節間関節（DIP）関節のみを屈曲，伸展させる動的評価で深指屈筋腱を同定できる．

エコー像の解釈

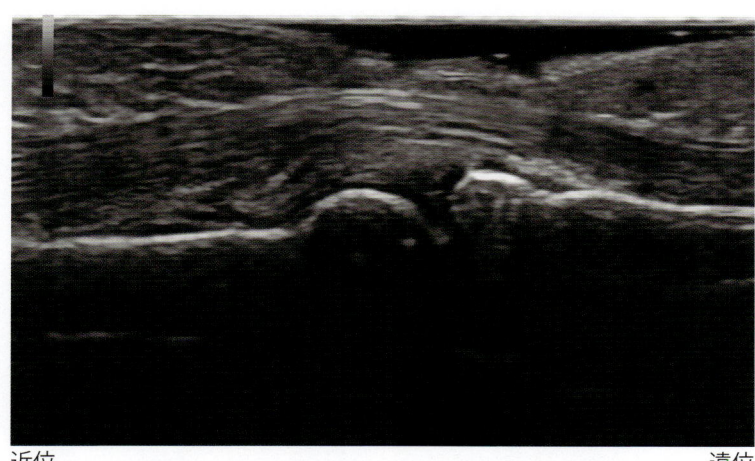

近位　　　　　　　　　　　　　　　　遠位

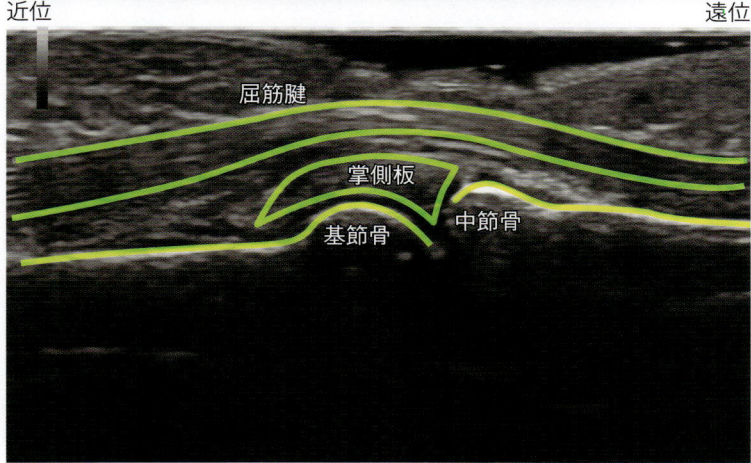

- 正常関節では滑膜，滑液は描出されないことが多い．
- プローブに対し腱が斜めに走行する部分ではアニソトロピー（異方性）と呼ばれるアーチファクトのため腱のエコー輝度が低下する．プローブの角度を調整し腱内部の異常ではないことを確認する．

ワンポイントアドバイス

- PIP，MCP関節では滑膜は近位側に広がって存在する．このため異常所見は関節の近位側でみられることが多いので，関節を画面やや右寄りにおいて観察することが多い．
- それぞれの関節で滑膜がどのように広がっているかを知っておく必要がある．

A｜手　指　近位指節間（PIP）関節―掌側／横断像

撮像のコツ・考え方

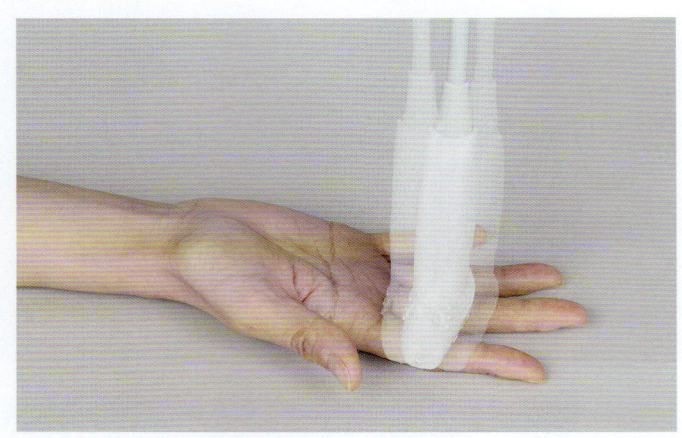

- 縦断像の後に横断像で観察する．基節骨の横断像から観察をはじめる．
- 正中に置いたプローブを次第に遠位に移動すると，PIP関節で基節骨の輪郭が消失し，その後，中節骨の輪郭が描出される．
- 掌側正中に屈筋腱が描出される．

解 剖 図

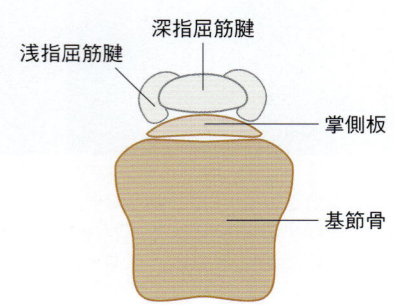

- PIP関節は基節骨，中節骨からなり，その掌側に屈筋腱が存在する．屈筋腱は浅指屈筋腱，深指屈筋腱の2層からなる．
- PIP関節掌側には掌側板という線維軟骨が存在する．
- 浅指屈筋腱は基節骨のレベルで左右に分かれ深指屈筋腱の深部で中節骨に付着する．また，深指屈筋腱は末節骨に付着する．
- DIP関節のみを屈曲，伸展させる動的評価で深指屈筋腱を同定できる．

エコー像の解釈

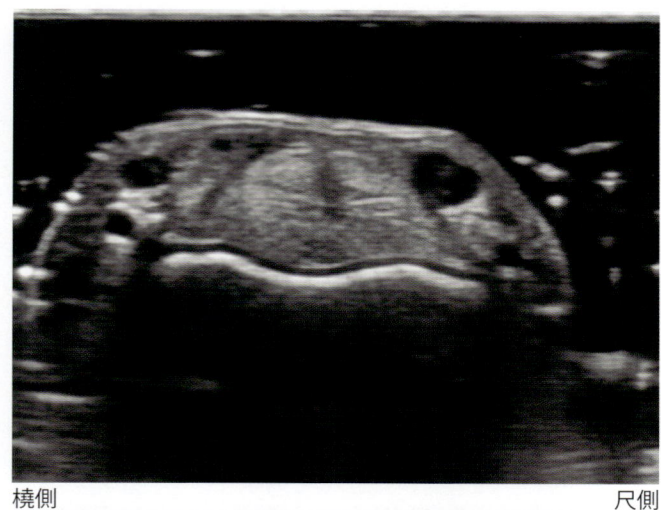

橈側　　　　　　　　　　　　　　尺側

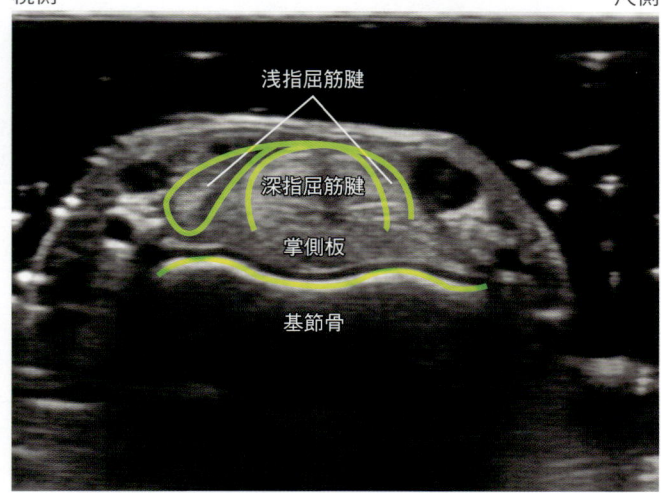

浅指屈筋腱
深指屈筋腱
掌側板
基節骨

- 基節骨頭部に無エコーの薄い軟骨が描出されその表層には掌側板が存在する．
- 浅指屈筋腱は橈側，尺側に分かれ，その間に深指屈筋腱が存在する．
- 正常血管が観察される．

ワンポイントアドバイス

- 浅指屈筋腱は MCP 関節の遠位で橈側，尺側に二分し中節骨に付着する．
- 深指屈筋腱は分岐することなく末節骨底部に付着する．

A｜手　指　中手指節（MCP）関節―背側／縦断像

撮像のコツ・考え方

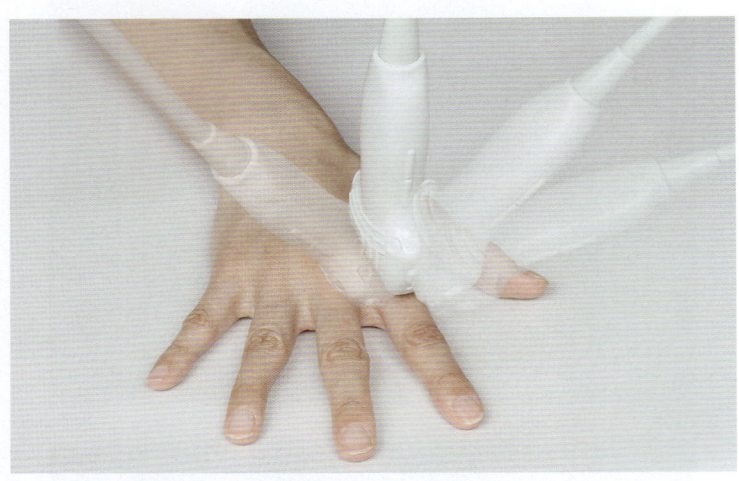

- PIP 関節と同様の姿勢で検査する．
- MCP 関節背側正中にプローブをあて中手骨，基節骨を描出する．背側に伸筋腱が走行する．屈筋腱と比べて細いため同定しにくい場合もあるが動的な観察で同定できる．
- 正中から観察をはじめ，橈側，尺側と網羅的に観察する．
- 滑液貯留，滑膜肥厚，骨びらん，腱の異常所見の有無について観察する．

解　剖　図

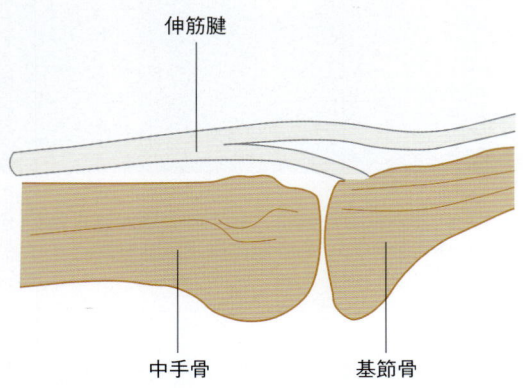

- MCP 関節は中手骨，基節骨からなり，その背側に伸筋腱が存在する．

エコー像の解釈

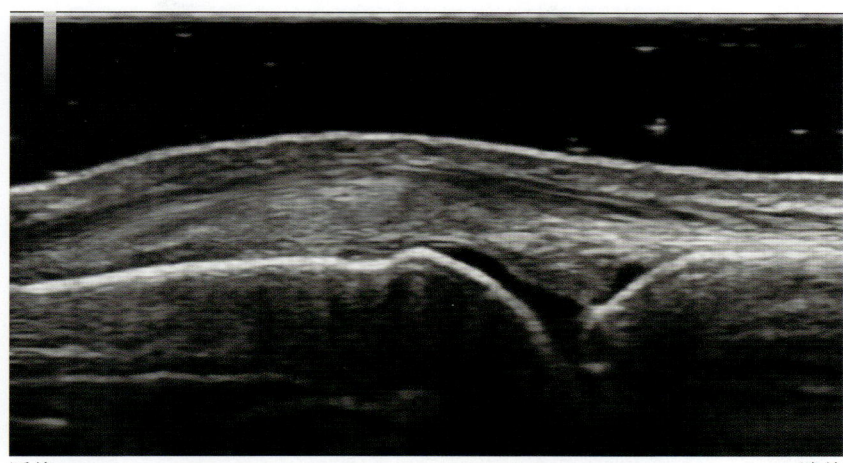

近位　　　　　　　　　　　　　　　　　　　　　　遠位

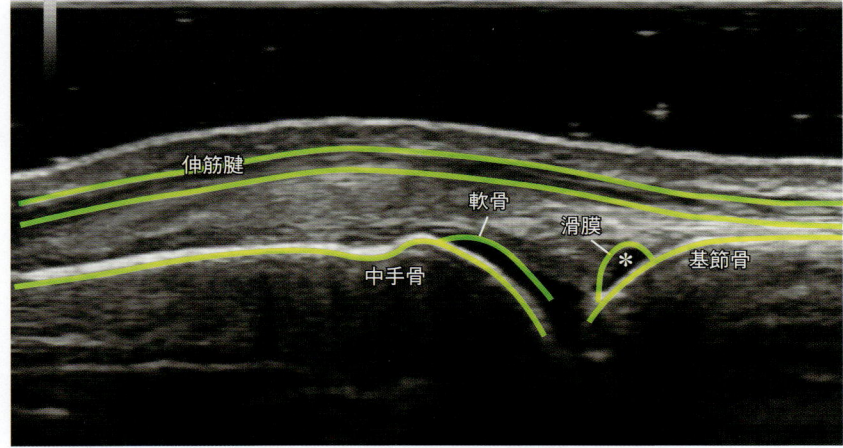

伸筋腱　　　　　　　　軟骨　　滑膜
中手骨　　　　　　　　　　　（＊）　基節骨

- 中手骨頭の軟骨が薄い無エコーの層として観察される．
- 正常関節では描出されないことが多いが，ときに少量の滑膜，滑液（＊）が観察されることがある．

ワンポイントアドバイス

- 少量の滑液が軟骨と接して存在する場合にその境界は区別しにくいが，関節を屈曲させるとより広い範囲で軟骨を動的に観察でき，その境界の判断に役立つ．
- やはり網羅的に観察することが重要で，とくに第2，3 MCP関節では正中よりも橈側に病変が多くみられる．

A｜手　指　中手指節（MCP）関節―背側／横断像

撮像のコツ・考え方

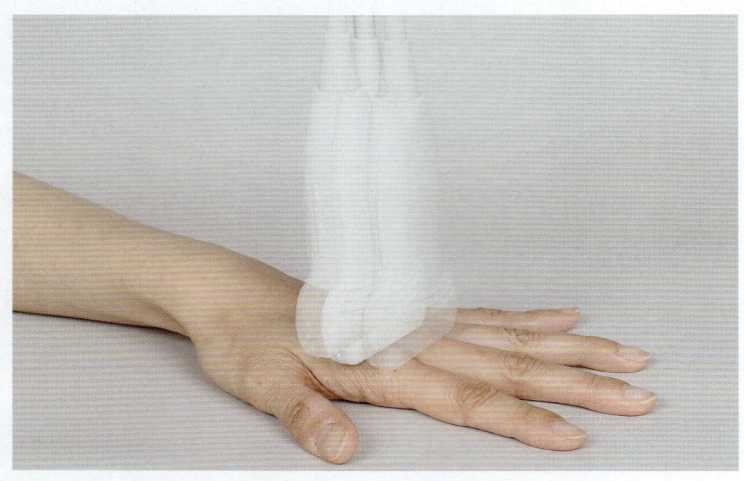

- 縦断像の後に横断像で観察する．中手骨の横断像から観察をはじめる．
- 正中に置いたプローブを次第に遠位に移動すると，MCP 関節で中手骨の輪郭が消失し，その後，基節骨の輪郭が描出される．背側正中に伸筋腱が描出される．

解　剖　図

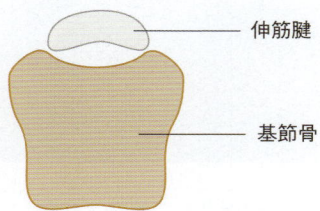

伸筋腱

基節骨

- MCP 関節は中手骨，基節骨からなり，その背側に伸筋腱が存在する．

エコー像の解釈

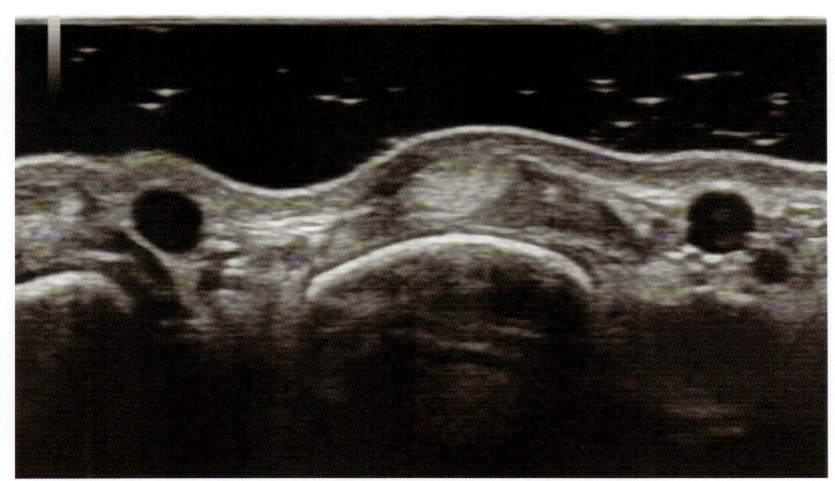

尺側　　　　　　　　　　　　　　　　　橈側

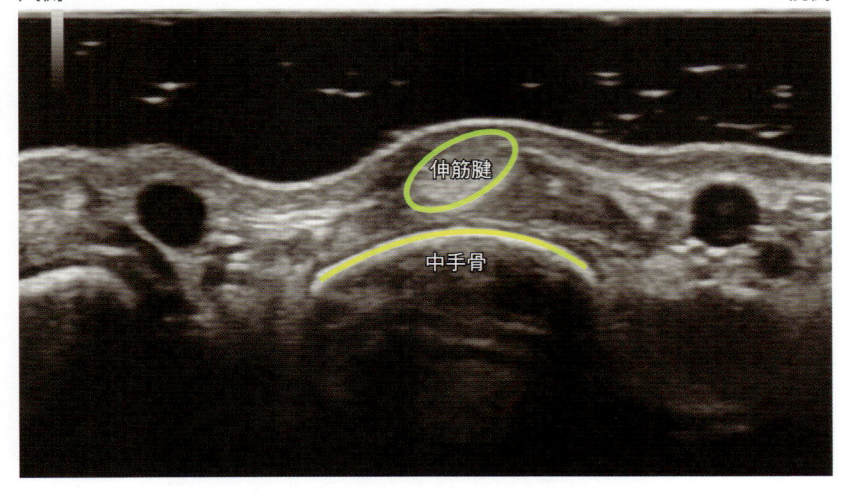

伸筋腱
中手骨

- PIP 関節に比べ，伸筋腱はより太く容易に同定できる．
- 正常血管の横断像が描出される．

ワンポイントアドバイス

- 伸筋腱には腱鞘がないため，解剖学的には「腱鞘滑膜炎」は起こらない．
- 関節の炎症が波及するために腱周囲に血流シグナルが観察され，画像的に「腱鞘滑膜炎」と類似した所見がみられる場合がある．この際には「腱鞘滑膜炎」と呼ばず「腱周囲の炎症」と表現すべきである．

A｜手 指

中手指節（MCP）関節―掌側／縦断像

撮像のコツ・考え方

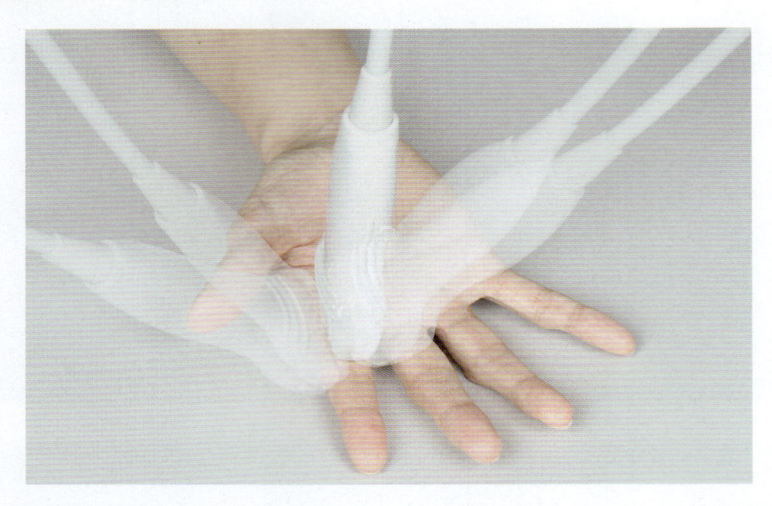

- MCP関節掌側正中にプローブをあて中手骨，基節骨を描出する．掌側に屈筋腱が走行する．伸筋腱と比べて屈筋腱はより太く容易に同定できる．
- 腱の全体像を描出しながらそのフィブリラーパターンを観察する．正中から観察をはじめ，橈側，尺側と網羅的に観察する．
- 滑液貯留，滑膜肥厚，骨びらん，腱，腱鞘滑膜の異常所見の有無について観察する．

解 剖 図

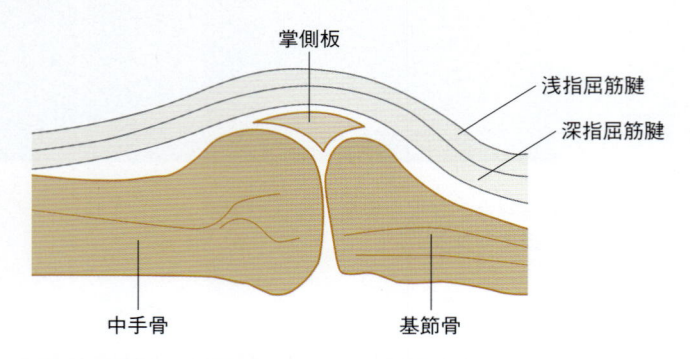

掌側板
浅指屈筋腱
深指屈筋腱
中手骨
基節骨

- MCP関節は中手骨，基節骨からなり，その掌側に屈筋腱が存在する．
- MCP関節掌側には掌側板という線維軟骨が存在する．線維鞘の輪状部であるA1滑車と呼ばれる靱帯が屈筋腱を補強する．

エコー像の解釈

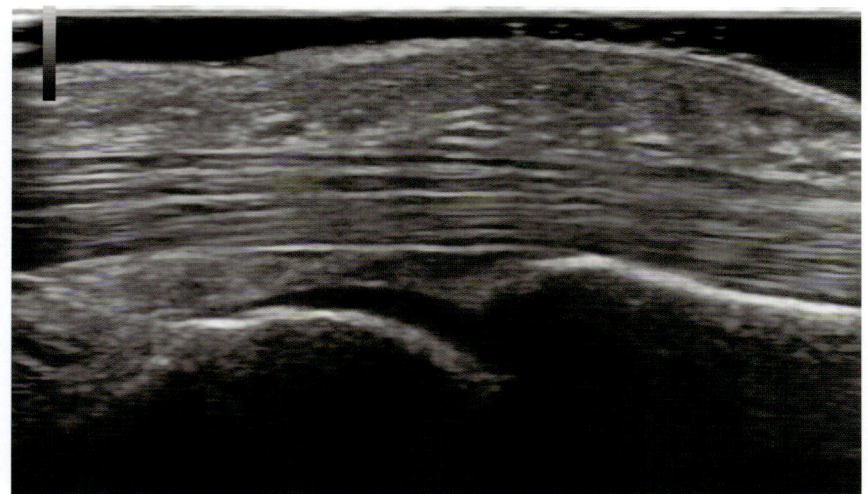

近位　　　　　　　　　　　　　　　　　　　　　　　　　　　　遠位

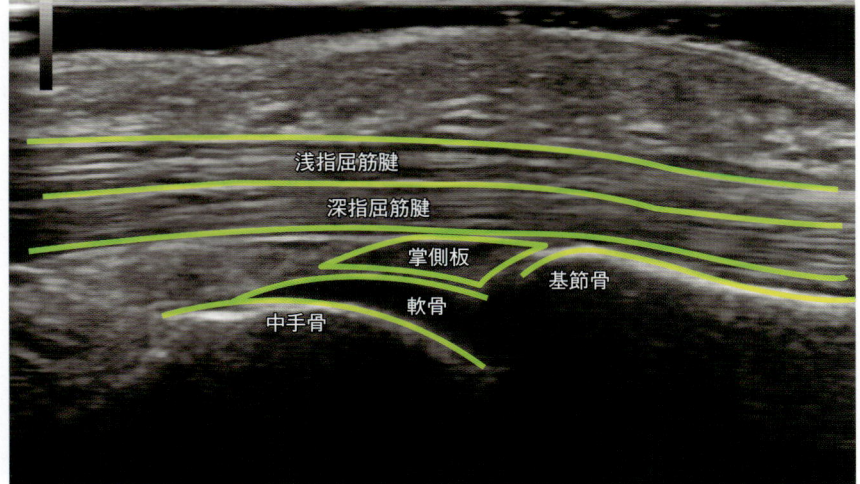

浅指屈筋腱
深指屈筋腱
掌側板
基節骨
軟骨
中手骨

- 正常関節では滑膜，滑液は描出されないことが多い．
- 中手骨頭の軟骨が薄い無エコーの層として観察される．
- 屈筋腱が描出されるが，ここでは A1 滑車は描出されていない．

ワンポイントアドバイス

- バネ指の際には A1 滑車，屈筋腱，掌側板が肥厚することがある（p41 参照）．

A｜手 指　中手指節（MCP）関節—掌側／横断像

撮像のコツ・考え方

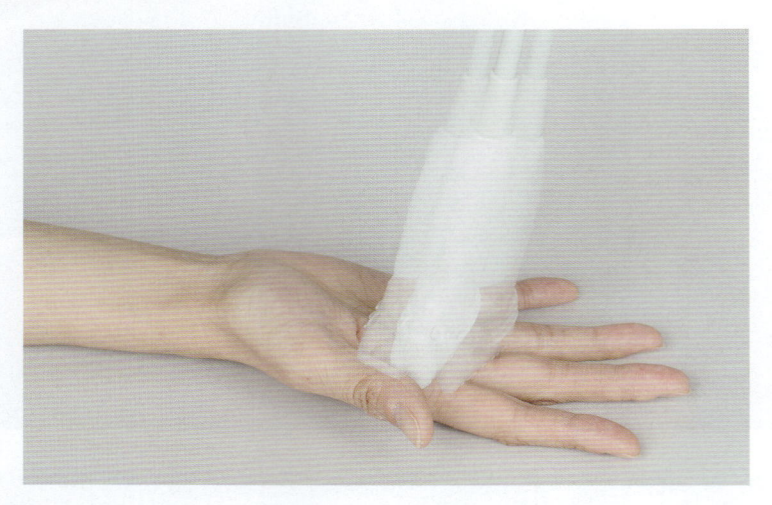

- 縦断像の後に横断像で観察する．中手骨の横断像から観察をはじめる．
- 正中に置いたプローブを次第に遠位に移動すると，MCP関節で中手骨の輪郭が消失し，その後，基節骨の輪郭が描出される．

解 剖 図

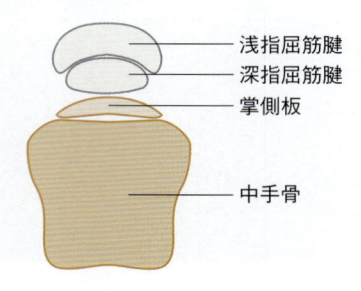

- 浅指屈筋腱
- 深指屈筋腱
- 掌側板
- 中手骨

- MCP関節は中手骨，基節骨からなり，その掌側に屈筋腱が存在する．
- MCP関節掌側には掌側板という線維軟骨が存在する．線維鞘の輪状部であるA1滑車と呼ばれる靱帯が屈筋腱を補強する．

エコー像の解釈

橈側　　　　　　　　　　　　　　　　尺側

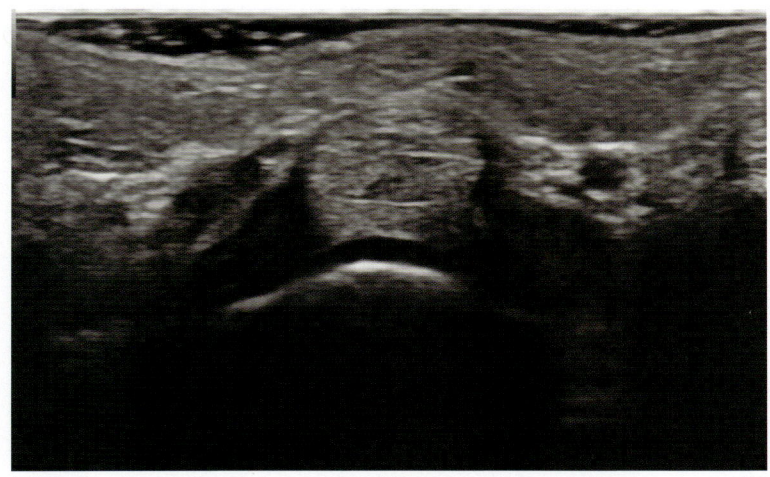

屈筋腱
掌側板
中手骨

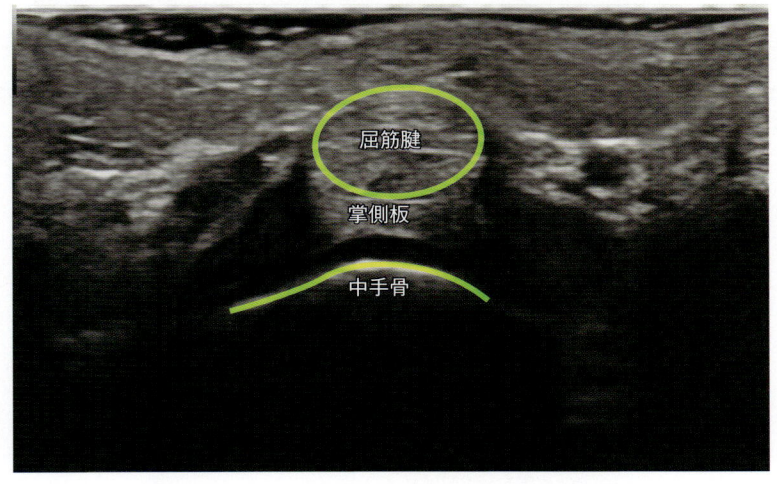

- 中手骨と軟骨が描出されている．その表層に掌側板，浅指屈筋腱，深指屈筋腱が観察できる．これらの境界は必ずしも明瞭ではないが動的な観察で同定できる．

ワンポイントアドバイス

- PIP，MCP 関節の検査は背側のみでよいか質問されることがある．異常所見がみられる頻度は総じて背側でより高いという報告が多いが，患者によっては，掌側のみに，あるいは屈筋腱のみに異常所見が観察されるケースもあり，臨床的には背側，掌側の両側を網羅的に検査する必要がある．

A｜手 指 屈筋腱／横断像

撮像のコツ・考え方

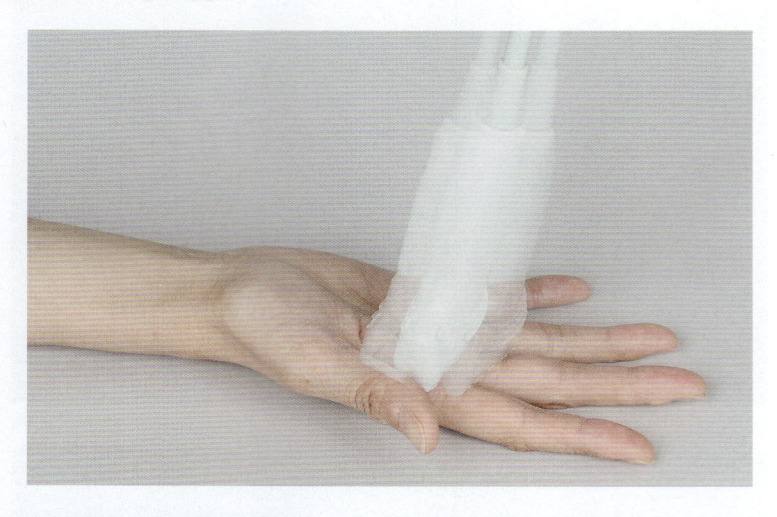

- 横断像，縦断像の両断面で観察する．中手骨の骨幹部から観察をはじめる．近位から次第に遠位に移動させ網羅的に屈筋腱を観察する．

解 剖 図

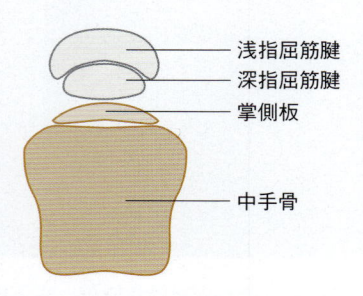

浅指屈筋腱
深指屈筋腱
掌側板
中手骨

- 浅指屈筋腱，深指屈筋腱は共通の腱鞘のなかを走行する．
- 屈筋腱の内外側を固有掌側指動脈および神経が走行する．

エコー像の解釈

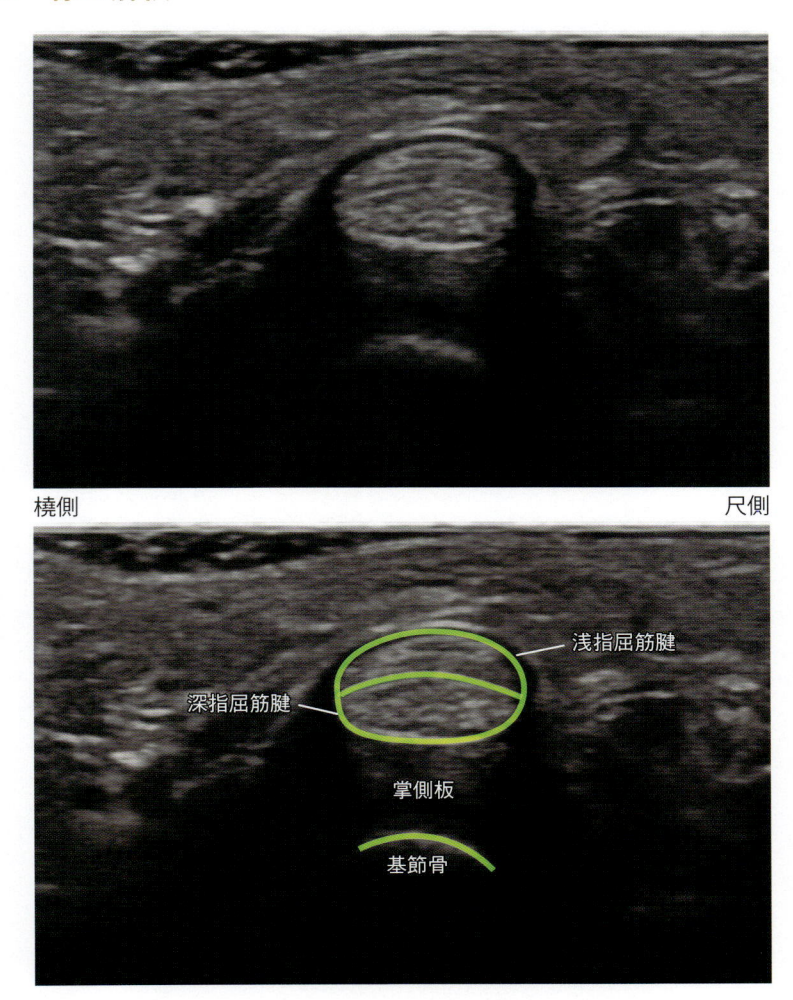

橈側 / 尺側

浅指屈筋腱
深指屈筋腱
掌側板
基節骨

- 腱鞘滑膜の肥厚，滑液貯留，腱内部の構造の異常の有無について観察する．

ワンポイントアドバイス

- 滑車の存在する部位では腱周囲が無～低エコーにやや厚めに描出され，少量の滑膜肥厚や滑液貯留との区別は必ずしも容易ではない．反対側やその他の MCP 関節と比較したり，圧縮性があるか，血流シグナルが検出されるかなどで正常か異常かを判断する．
- 異常所見は必ずしも腱の正中にみられるわけではないので，正中縦断像に比べ横断像での網羅的な観察が重要である．

A｜手　指　屈筋腱／縦断像

撮像のコツ・考え方

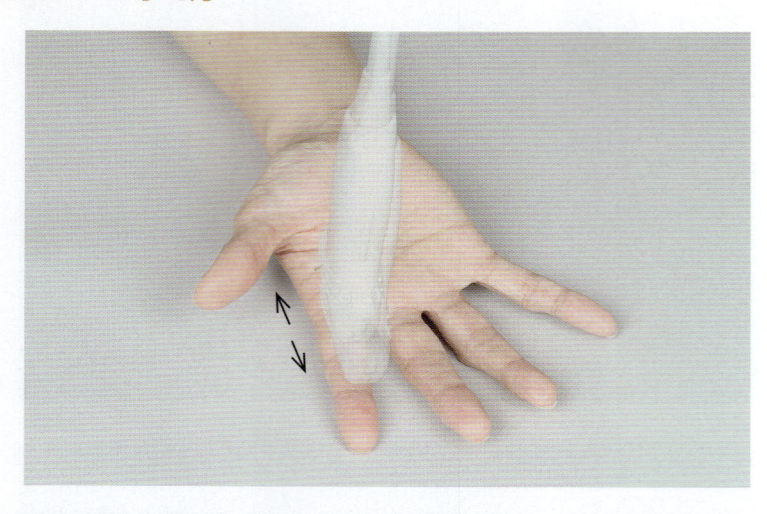

- それぞれの関節の各断面で関節と腱の観察を同時に行うことも可能であるが，とくに初心者では，観察の漏れを防ぐためには別々に観察するとよいかもしれない．
- 関節に注目して網羅的に観察した後に，腱を網羅的に観察する．

解　剖　図

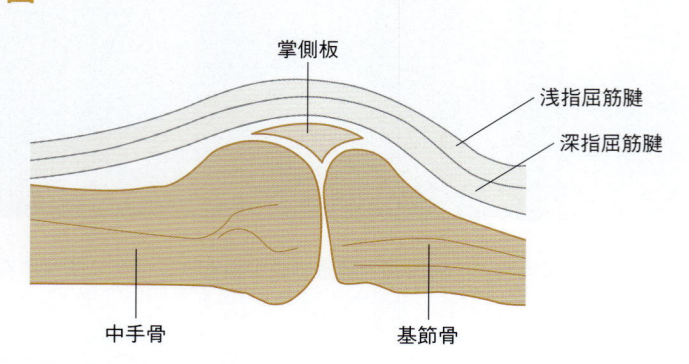

掌側板
浅指屈筋腱
深指屈筋腱
中手骨
基節骨

- 浅指屈筋腱，深指屈筋腱は共通の腱鞘のなかを走行する．
- 外層は線維鞘であり，輪状部と十字部で補強される．
- 内層は滑膜からなる滑液鞘で，滑液を分泌して骨に接近する腱の滑動を円滑にする働きをする．
- 屈筋腱の内外側を固有掌側指動脈および神経が走行する．

エコー像の解釈

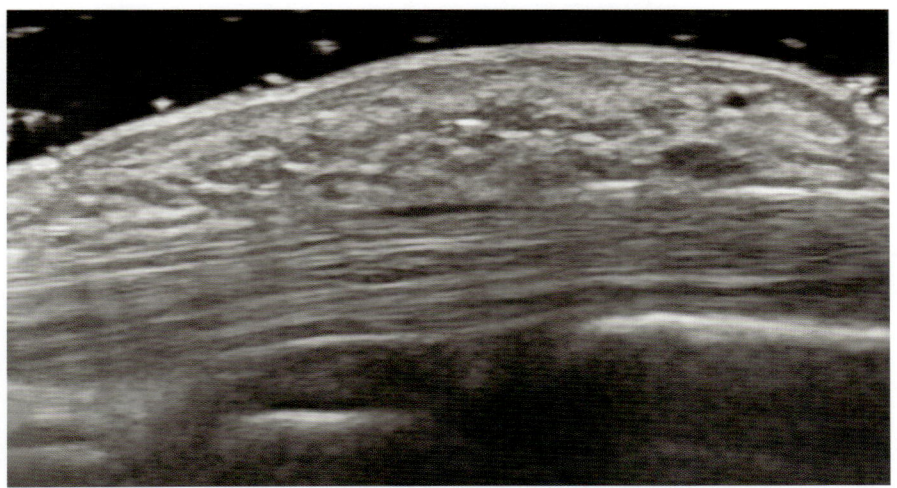

近位　　　　　　　　　　　　　　　　　　遠位

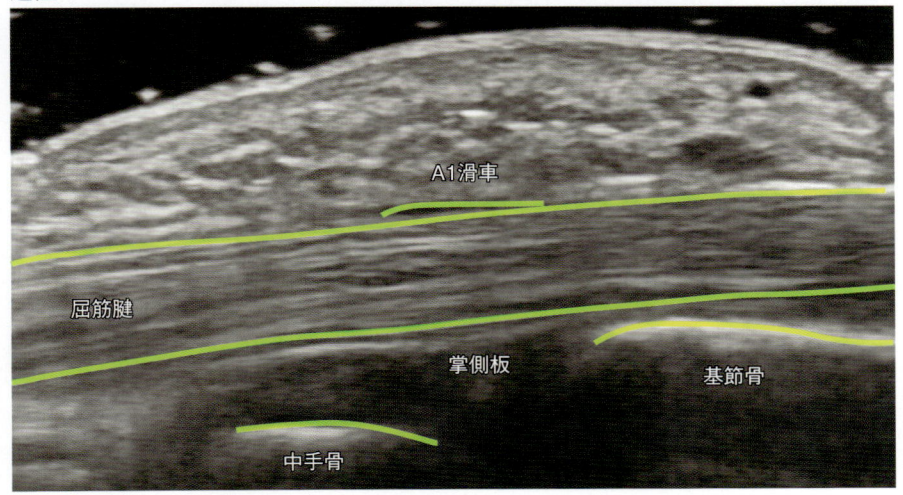

A1滑車
屈筋腱
掌側板
基節骨
中手骨

- 屈筋腱の縦断像では，腱鞘滑膜の肥厚，滑液貯留，フィブリラーパターンの異常の有無について観察する．

ワンポイントアドバイス

- 屈筋腱の部位には腱鞘が存在するため，腱鞘滑膜の肥厚，滑液貯留，血流シグナルが観察されうる．腱内部に血流シグナルが検出されることもある．腱鞘の存在する腱，存在する範囲を理解しておくとよい．

A｜手　指　　おさえておくべき疾患

関節リウマチ（MCP 関節背側縦断像，パワードプラ，p27 参照）

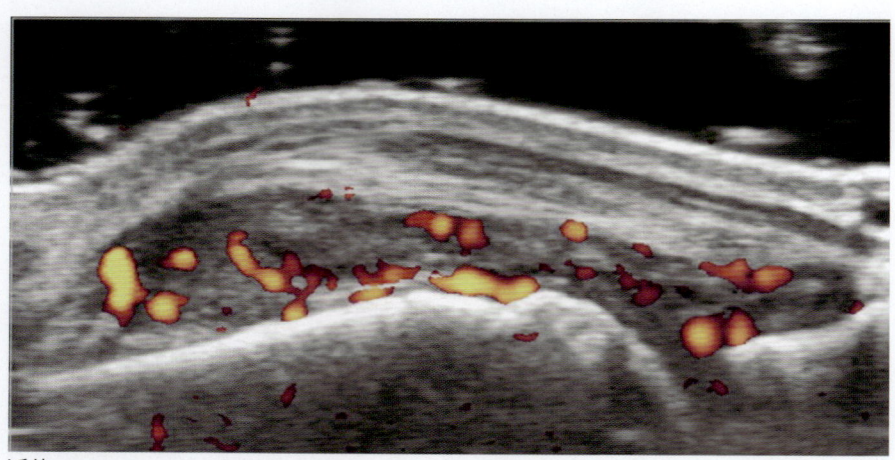

近位　　　　　　　　　　　　　　　　　　　　　　遠位

伸筋腱
中手骨頭
基節骨

- 肥厚した滑膜に中等度の血流シグナルを認める．

変形性関節症（DIP 関節背側縦断像，パワードプラ）

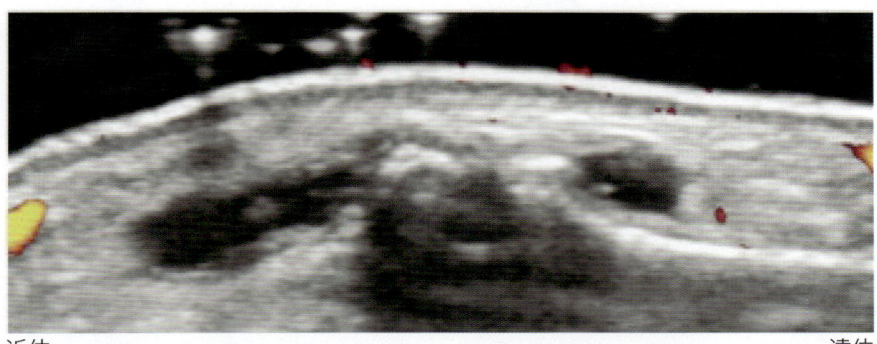

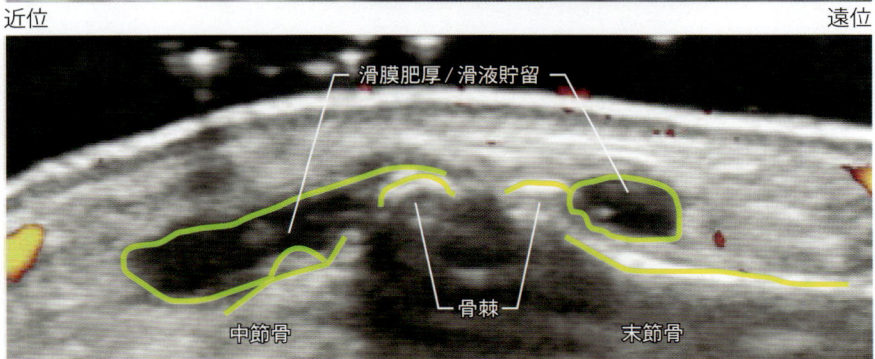

近位　　　　　　　　　　　　　　　　　　遠位

滑膜肥厚/滑液貯留
中節骨　　骨棘　　末節骨

- 骨棘と滑膜肥厚/滑液貯留を認める．

乾癬性関節炎（DIP 関節背側縦断像，パワードプラ）

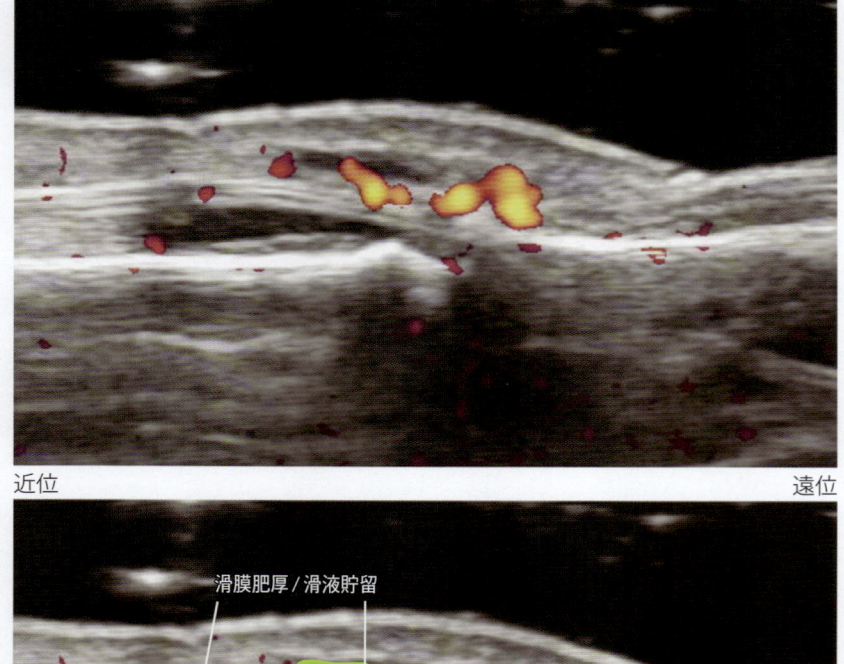

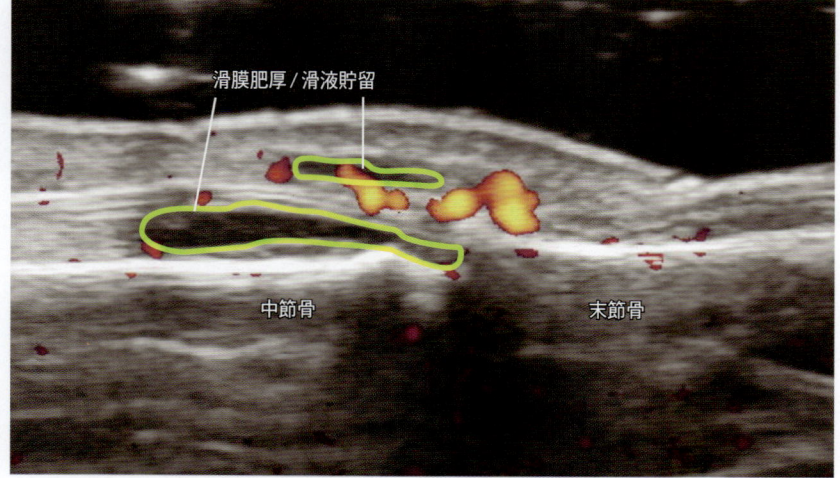

近位　　　　　　　　　　　　　　　　　　　　遠位

滑膜肥厚 / 滑液貯留

中節骨　　　　　　　　　末節骨

- 滑膜肥厚 / 滑液貯留を認め，伸筋腱周囲に波及している．伸筋腱の付着部付近に血流シグナルを認める．

バネ指（弾発指）（MCP 関節掌側縦断像，p31 参照）

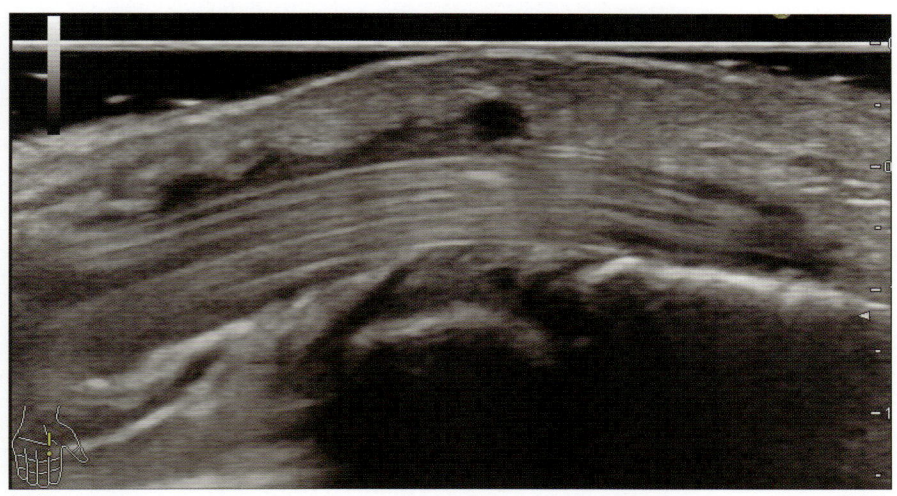

近位　　　　　　　　　　　　　　　　　　　　　　　　　　遠位

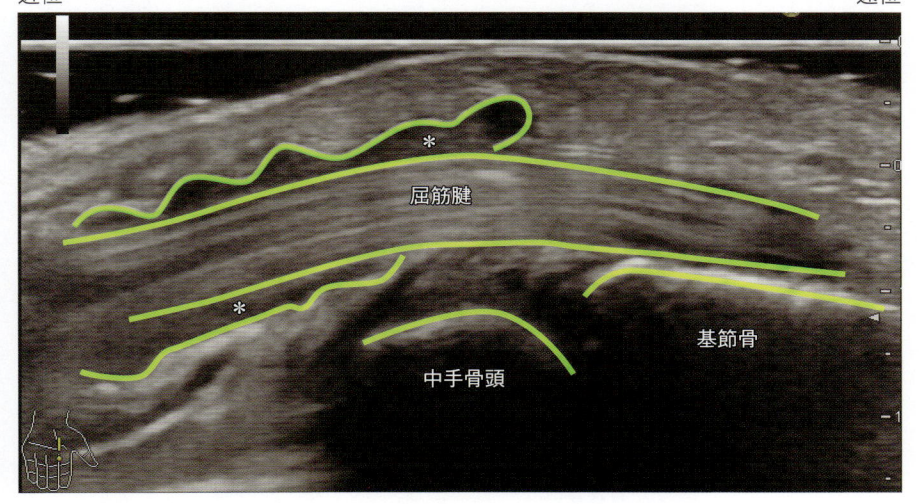

屈筋腱
＊
中手骨頭
基節骨

- 腱はやや腫大し，腱周囲の腱鞘（＊）は滑液貯留を伴い開大している．A1 滑車の腫大の有無は，開大した腱鞘と一塊となり，判別は困難である．

B｜手関節　　肉眼・触診でランドマークを確認する方法

体表のランドマーク（背側）

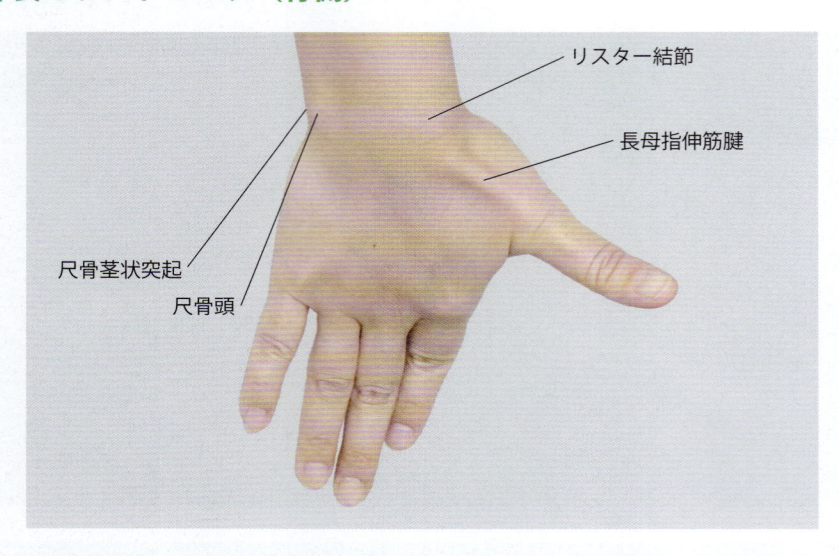

- リスター結節
- 長母指伸筋腱
- 尺骨茎状突起
- 尺骨頭

- 母指を伸展すると長母指伸筋腱が浮かび上がる．長母指伸筋腱を近位にたどると手首の高さで骨性隆起を触知する．これが橈骨のリスター結節であり，重要なランドマークとなる．
- リスター結節と同じ高さで小指寄り（尺側）に球状の尺骨頭が観察・触知される．
- 尺骨頭の真横（尺側）には尺骨茎状突起が触知される．
- 尺骨頭と尺骨茎状突起の間の溝を尺側手根伸筋腱が走行している．

解剖図

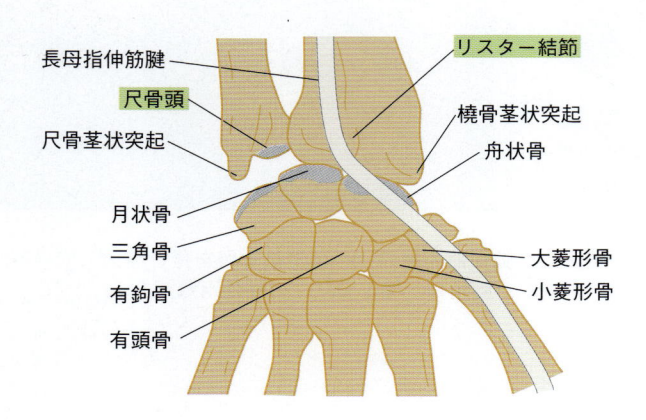

- 長母指伸筋腱
- 尺骨頭
- 尺骨茎状突起
- 月状骨
- 三角骨
- 有鈎骨
- 有頭骨
- リスター結節
- 橈骨茎状突起
- 舟状骨
- 大菱形骨
- 小菱形骨

体表のランドマーク（掌側）

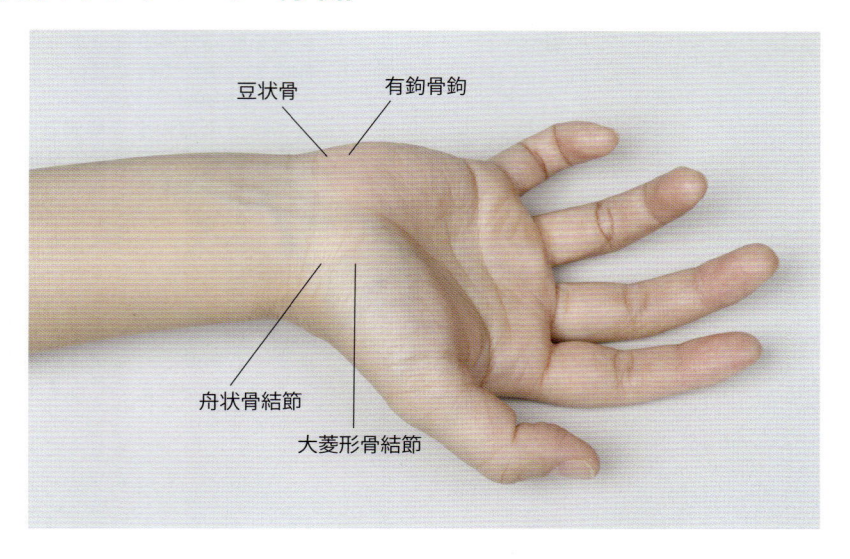

- 手首の 2 本の皮膚の皺が観察される．
- 皺のすぐ遠位に母指寄り（橈側）では舟状骨結節を，小指寄り（尺側）では豆状骨を触知する．ここが手根管の近位部である．
- その遠位に，橈側では大菱形骨結節，尺側では有鉤骨鉤を触知する．ここが手根管の遠位部である．
- 触診ではこれらの境界は判別困難である．

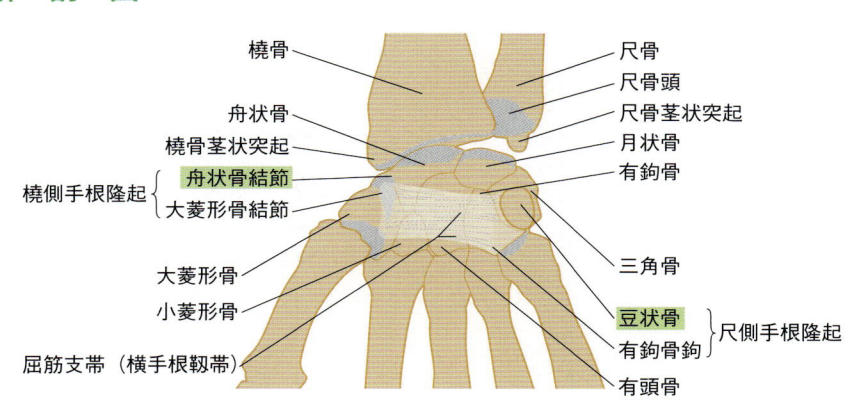

解 剖 図

B | 手関節

手関節（背側）―橈側／縦断像

撮像のコツ・考え方

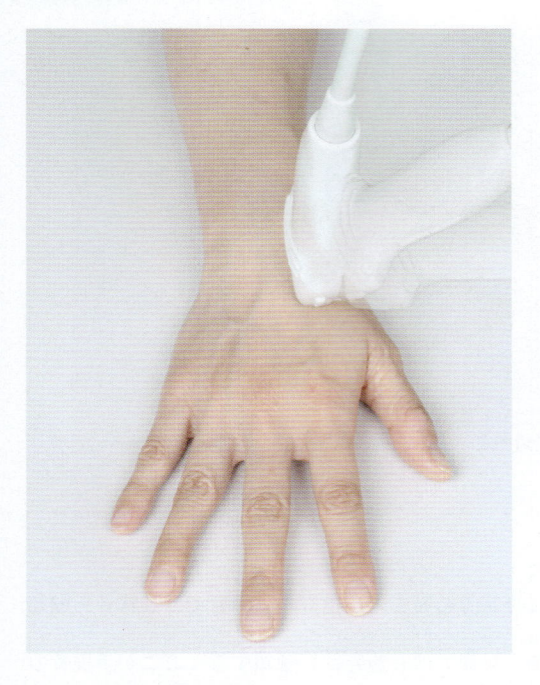

- 前腕を回内し，手首をまっすぐ伸ばす．座位で台に置いても，ベッドに仰臥位になってもよい．
- リスター結節のすぐ橈側と第2指を結ぶラインを目安に長軸方向でプローブをあてる．
- 橈側方向へはプローブを傾けながら移動して，橈骨茎状突起と母指を結ぶ位置までスキャンする．
- 尺側方向へはプローブを立てたまま平行移動し，舟状骨が消えて，月状骨が見えてくるまでスキャンする．

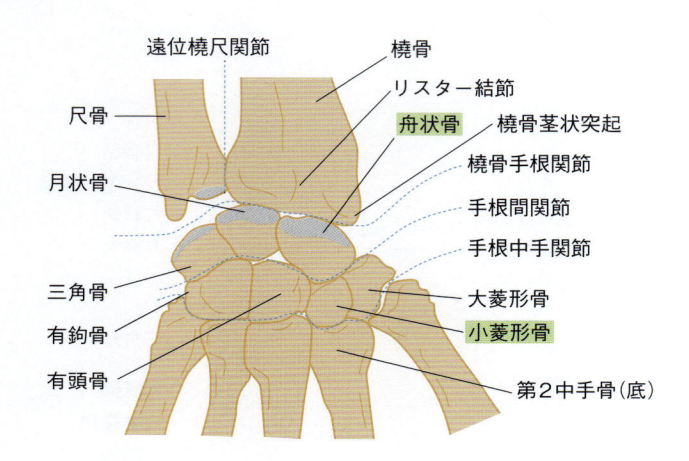

解 剖 図

遠位橈尺関節
橈骨
尺骨
リスター結節
舟状骨
橈骨茎状突起
月状骨
橈骨手根関節
手根間関節
手根中手関節
三角骨
有鉤骨
大菱形骨
小菱形骨
有頭骨
第2中手骨（底）

エコー像の解釈

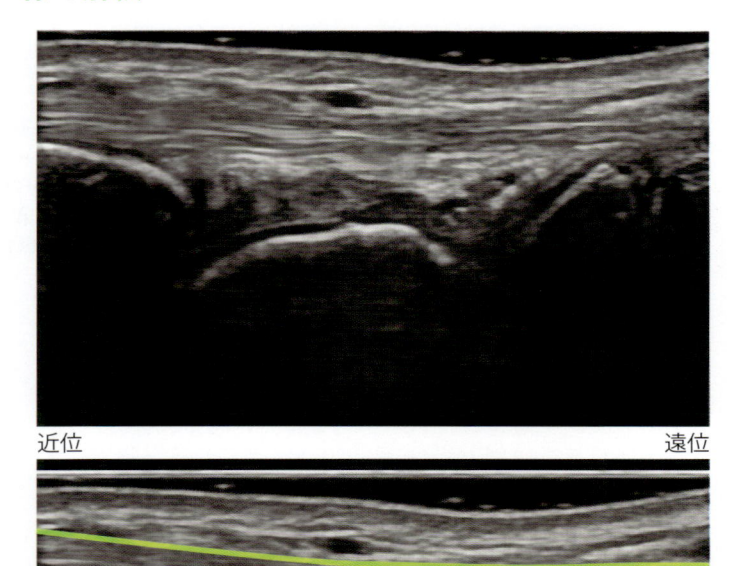

近位　　　　　　　　　　　　　　　　遠位

（画像ラベル：伸筋腱、動脈、橈骨、舟状骨、小菱形骨、第2中手骨（底））

- 舟状骨の近位骨表は直線的な形状で，表面に無エコーの軟骨が描出される．
- 正常な橈骨手根関節の滑液/滑膜は舟状骨の表層を薄く覆う低エコー域として観察されるが，はっきり同定できないことも多い．
- 舟状骨とその遠位の小菱形骨の間に手根間関節が存在するが，正常滑膜は同定し難い．
- 小菱形骨と第2中手骨底の間に第2手根中手（CM）関節が描出される．
- 滑液貯留/滑膜肥厚をきたすと，橈骨手根関節では舟状骨を覆うように，手根間関節では小菱形骨を覆うように，ともに遠位方向へ伸展する．

ワンポイントアドバイス

- 小菱形骨の表層付近には橈骨動脈の背側枝が走行するため，通常，滑膜領域外に強い血流シグナルが検出される．
- 肥厚滑膜内に描出される血流シグナルのみを病的と評価する．

B｜手関節

手関節（背側）―正中／縦断像

撮像のコツ・考え方

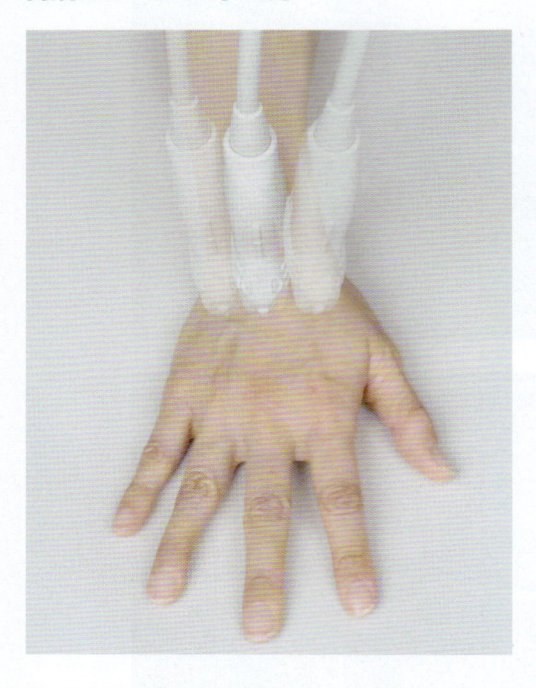

- リスター結節から尺骨頭までの間を，長軸方向でプローブを傾けずに平行移動でスキャンする．
- リスター結節の尺側と第3指を結ぶライン上で代表的断面が描出される．

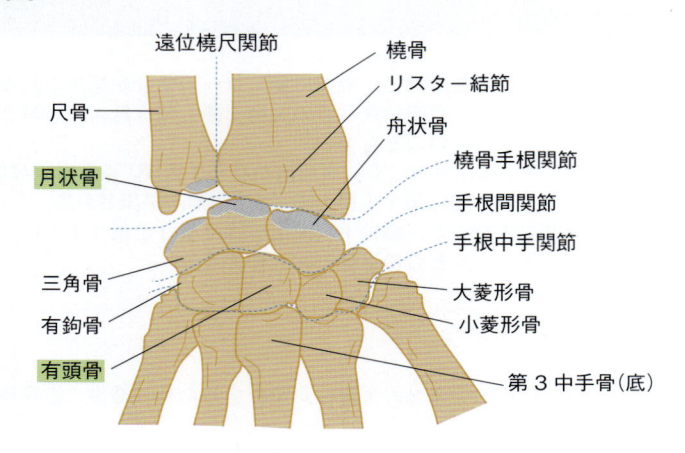

解 剖 図

- 遠位橈尺関節
- 橈骨
- リスター結節
- 舟状骨
- 橈骨手根関節
- 手根間関節
- 手根中手関節
- 大菱形骨
- 小菱形骨
- 第3中手骨（底）
- 尺骨
- 月状骨
- 三角骨
- 有鉤骨
- 有頭骨

エコー像の解釈

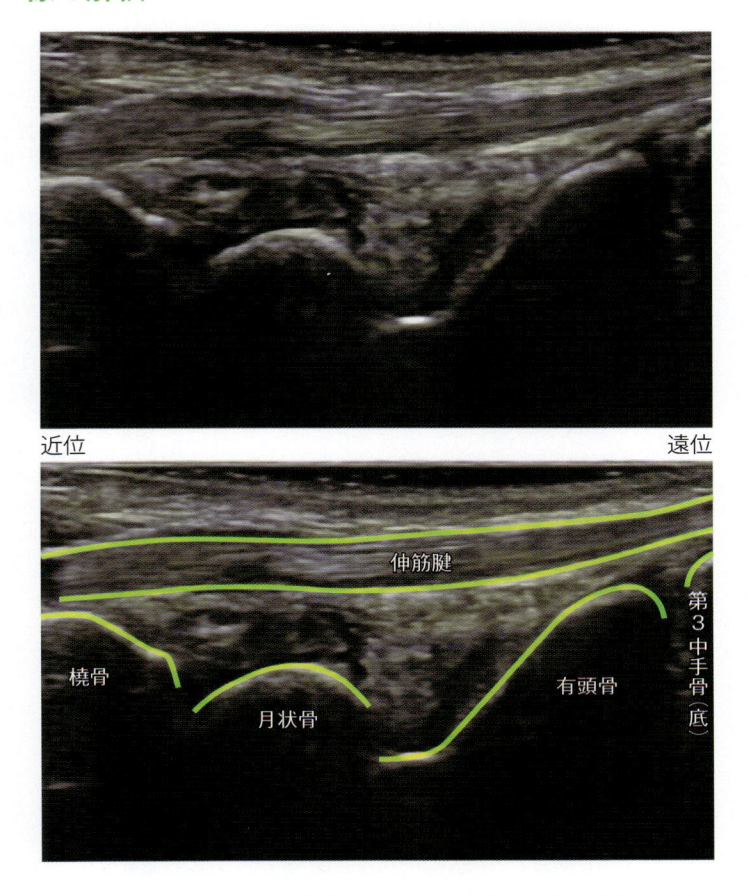

近位　　　　　　　　　　　　　　　　　遠位

伸筋腱／橈骨／月状骨／有頭骨／第3中手骨（底）

B 手関節

- 月状骨の橈側寄りは丸く球状に，有頭骨はなだらかな大きな骨として描出される．
- 正常な橈骨手根関節および手根間関節の滑液／滑膜はそれぞれ月状骨，有頭骨の表層を薄く覆う低エコー域として観察されるが，はっきり同定できないことも多い．
- 有頭骨と第3中手骨底の間に第3CM関節が描出される．
- 体表近くに伸筋腱が走行する．
- 滑液貯留／滑膜肥厚をきたすと，橈骨手根関節では月状骨を覆うように，手根間関節では有頭骨を覆うように，ともに遠位方向へ伸展する．

ワンポイントアドバイス

- 月状骨の尺側寄りは正常でも骨表が不整で，栄養血管の流入孔が観察されることが多い．この栄養血管が拡張すると滑膜領域外に強い血流シグナルが検出される．
- 肥厚滑膜内に描出される血流シグナルのみを病的と評価する．

B｜手関節

手関節（背側）―尺側／縦断像

撮像のコツ・考え方

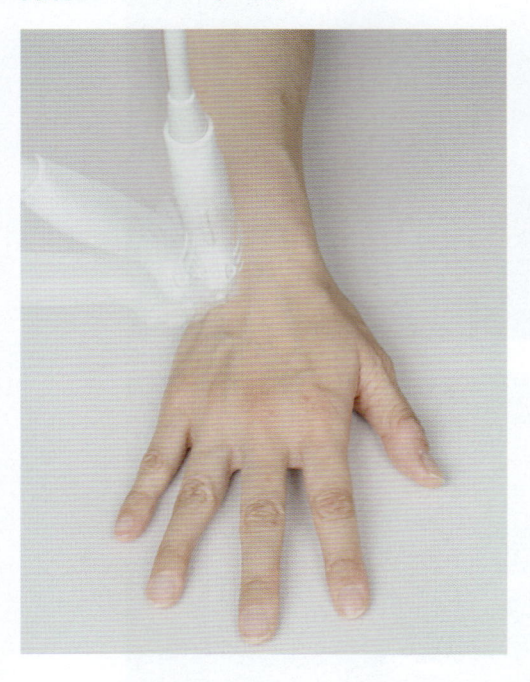

- 長軸方向にプローブをあて，尺骨頭の橈側から尺側までを観察する．
- 尺側の側面では尺骨頭の丸みに沿ってプローブを傾けながらスキャンする．
- 橈側，正中の縦断像よりも，やや近位寄りに意識を置く．
- 尺骨頭の出っ張りでプローブが浮かないように隙間をゼリーで埋める．

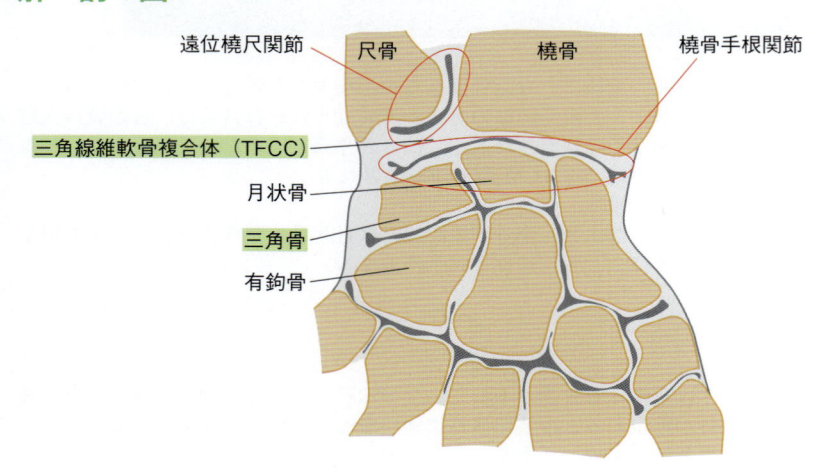

解剖図

- 遠位橈尺関節
- 尺骨
- 橈骨
- 橈骨手根関節
- 三角線維軟骨複合体（TFCC）
- 月状骨
- 三角骨
- 有鉤骨

48

エコー像の解釈

近位　　　　　　　　　　　　　　遠位

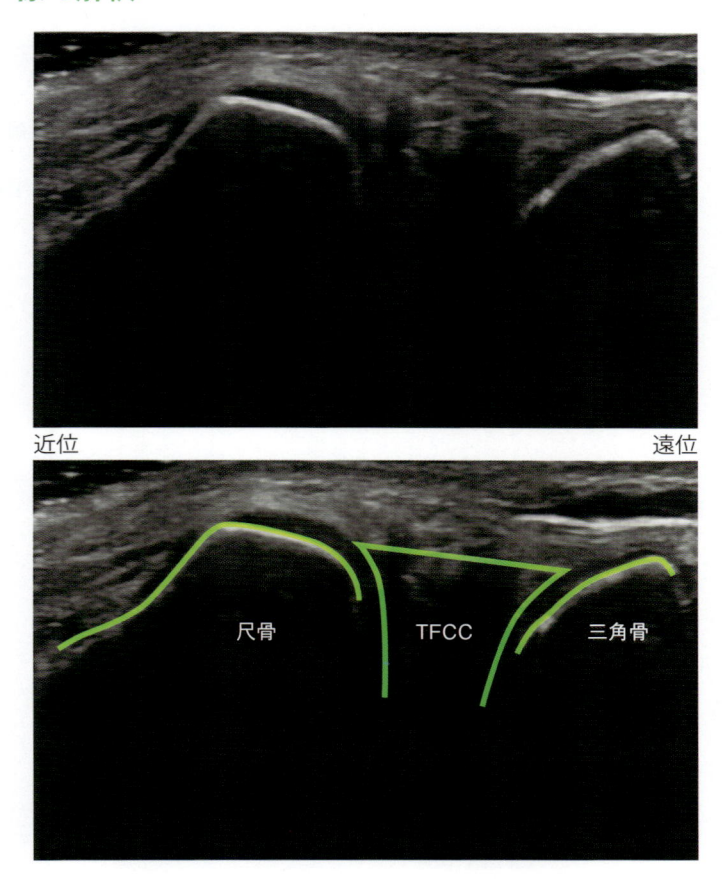

尺骨　　TFCC　　三角骨

- 尺骨頭表面の軟骨は無エコーである．
- 三角骨の骨表には正常でも凹凸がみられる．
- 尺骨の遠位端に接して三角線維軟骨複合体（TFCC）が存在する．TFCCは尺骨と三角骨，月状骨との間に介在する三角線維軟骨と，そのまわりの靱帯成分からなり，アニソトロピーを呈しやすい．通常は高エコーに描出されるが，深部は低エコーを呈することも多い．

ワンポイントアドバイス

- この部位で主な観察対象となる関節滑膜は遠位橈尺関節である．
- 遠位橈尺関節に滑液貯留／滑膜肥厚をきたすと，尺骨頭から頸部に沿って近位方向に伸展する無～低エコー域として描出される．
- しばしばTFCC付近に血流シグナルを認めるが，肥厚滑膜内に描出される血流シグナルのみを病的と評価する．

B | 手関節

手関節（背側）—尺側／横断像

撮像のコツ・考え方

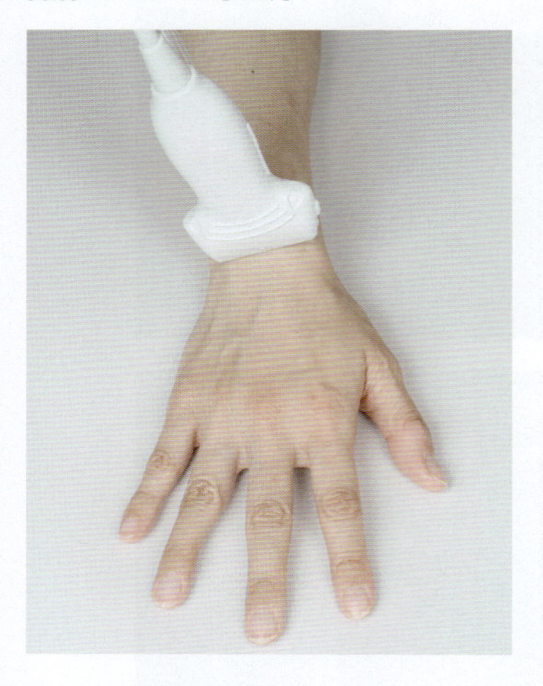

- 尺骨頭の出っ張りに短軸方向にプローブをあてる．
- 近位，遠位にわずかに平行移動しながらスキャンする．

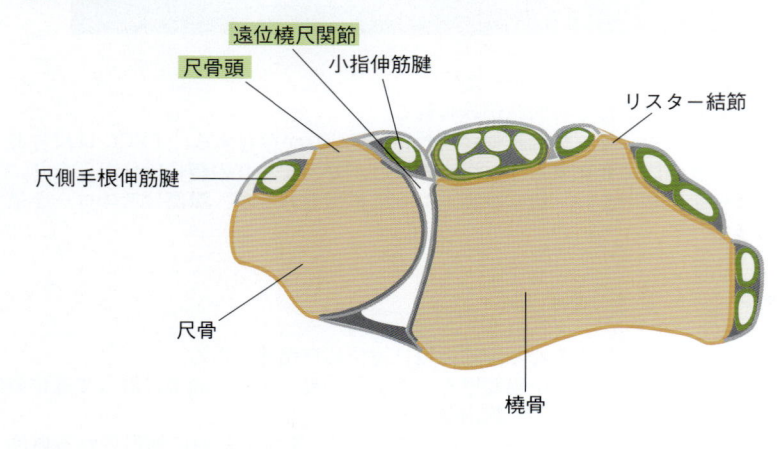

解 剖 図

- 遠位橈尺関節
- 尺骨頭
- 小指伸筋腱
- リスター結節
- 尺側手根伸筋腱
- 尺骨
- 橈骨

エコー像の解釈

尺側 　　　　　　　　　　　　　　　　　　　　　橈側

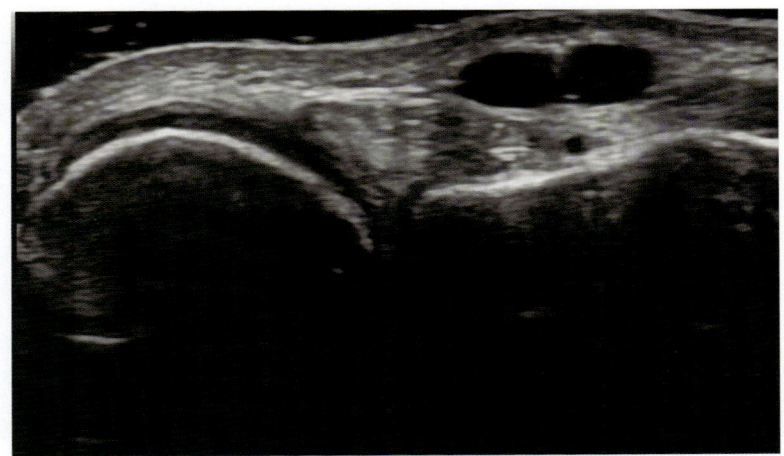

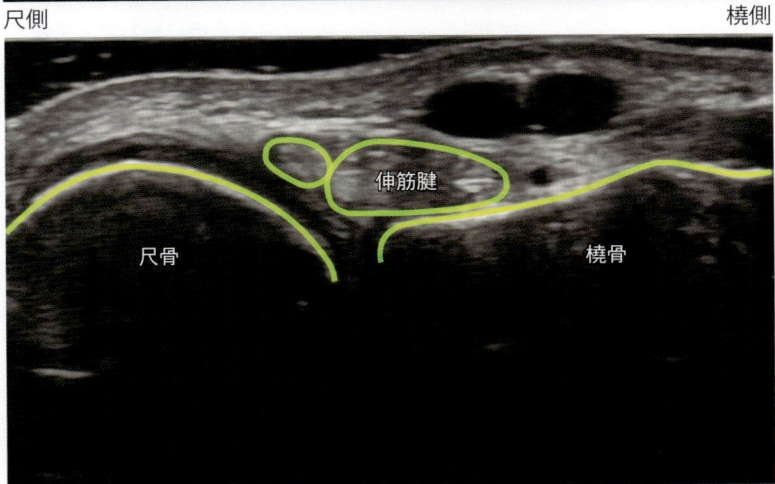

尺骨　　　伸筋腱　　　橈骨

- 尺骨頭表面に軟骨の無エコー層を描出しうる．
- 正常な遠位橈尺関節の滑液/滑膜は尺骨頭を薄く覆う低エコー域として観察されるが，はっきり同定できないことも多い．
- 関節裂隙の橈側に第4伸筋腱区画，尺側に第5伸筋腱区画の横断が描出される．

ワンポイントアドバイス

- 遠位橈尺関節に滑液貯留/滑膜肥厚をきたすと，関節裂隙直上から尺骨頭を包み込んで尺側方向に伸展する無〜低エコー域として描出される．
- 尺骨頭の骨びらんも評価する．

B｜手関節

伸筋腱／横断像

撮像のコツ・考え方

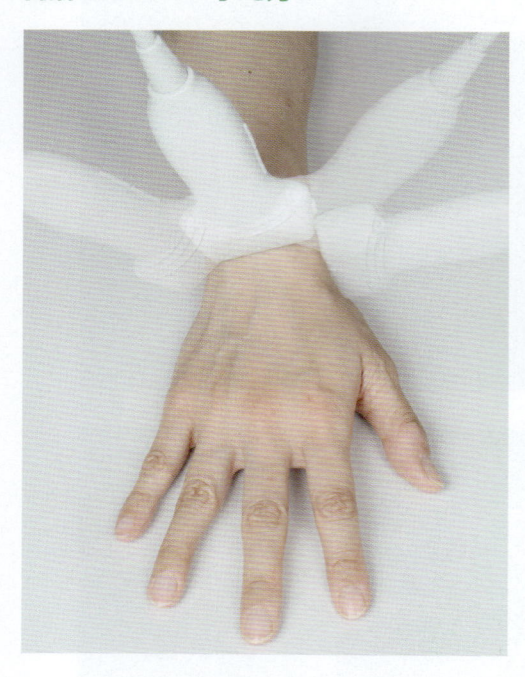

- 前腕を回内し，手首をまっすぐ伸ばす．
- 尺骨頭とリスター結節を結ぶライン上で短軸方向にプローブをあてる．
- この位置で第3，4，5伸筋腱区画（Ⅲ，Ⅳ，Ⅴ）の横断像が同定できる．
- 第2伸筋腱区画（Ⅱ）の観察にはリスター結節の橈側において橈側に傾けてスキャンする．
- 第1伸筋腱区画（Ⅰ）の観察には橈骨茎状突起の位置にプローブを真横に倒してあてる．かわりに，小指を下にして手を立ててもよい．
- 第6伸筋腱区画（Ⅵ）は次項参照．
- 腱鞘滑膜の観察には，各伸筋腱区画を橈骨のレベルから遠位にスキャンする．

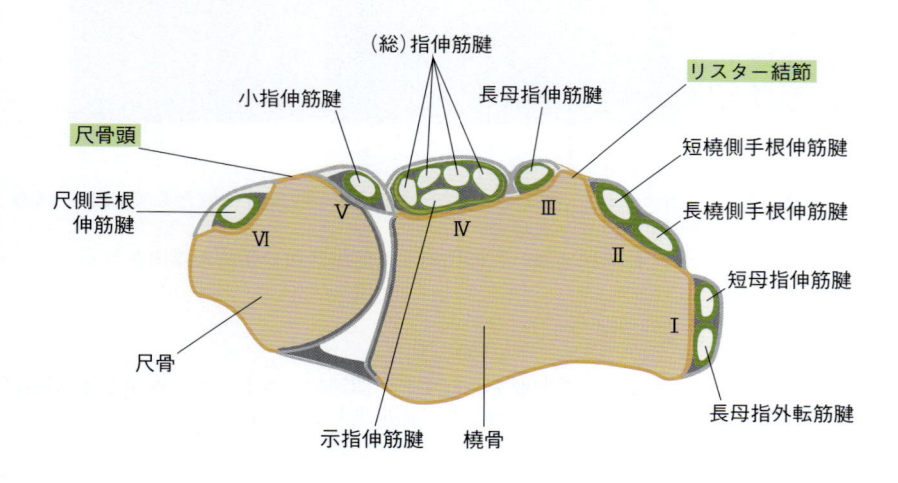

解剖図

（総）指伸筋腱
小指伸筋腱
長母指伸筋腱
リスター結節
尺骨頭
短橈側手根伸筋腱
尺側手根伸筋腱
長橈側手根伸筋腱
短母指伸筋腱
尺骨
示指伸筋腱
橈骨
長母指外転筋腱

エコー像の解釈

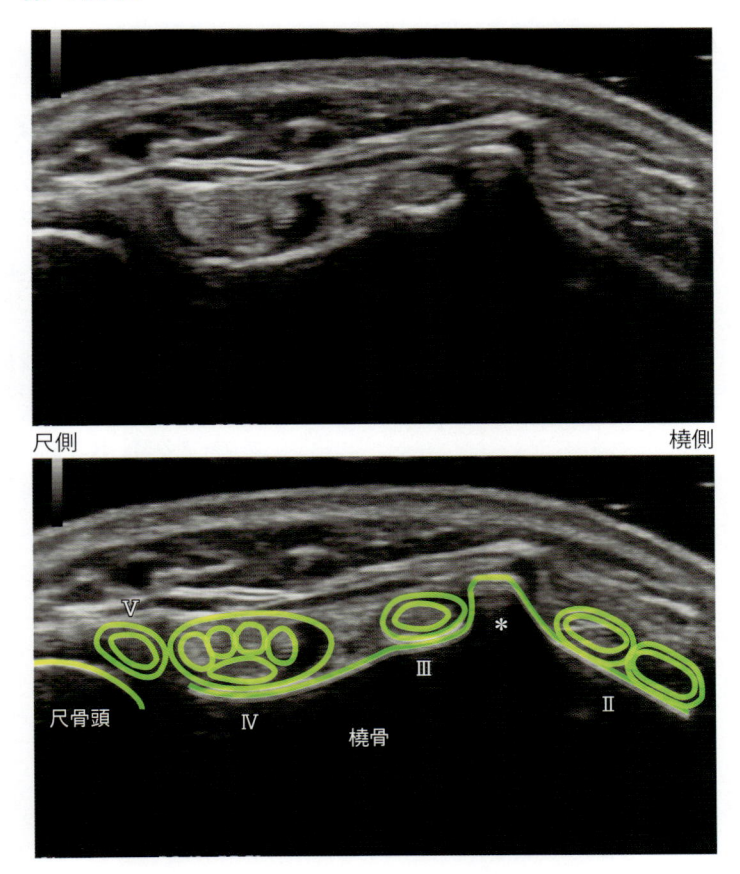

- リスター結節（＊），尺骨頭をランドマークに各伸筋腱区画を同定する．
- 正常では腱鞘滑膜はほとんど描出されない．
- 各腱の同定には指を自動的，他動的に動かしながらの動的観察も有用である．
- 第3伸筋腱区画の長母指伸筋腱はリスター結節で角度を変えて，第2伸筋腱区画の表層を乗り越えて母指に向かっている．

ワンポイントアドバイス

- 伸筋腱鞘に滑液貯留/滑膜肥厚をきたすと腱周囲の無〜低エコー域として描出される．
- 腱のアニソトロピーに注意しないと境界が不明瞭となる．
- 第4伸筋腱区画はリスター結節の遠位では表層に厚めの支帯が，リスター結節の近位では深層に筋肉が存在し，いずれも低エコーに描出されるため腱鞘肥厚と間違わないように注意する．

B | 手関節

尺側手根伸筋腱／横断像

撮像のコツ・考え方

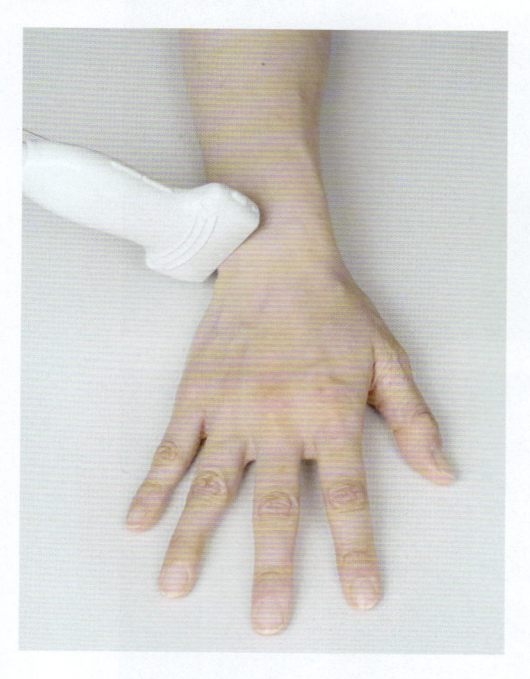

- 前腕を回内し，手首をまっすぐ伸ばす．
- 尺骨頭と尺骨茎状突起の間の骨のくぼみに短軸方向にプローブをあてる．
- この位置で第6伸筋腱区画（Ⅵ），尺側手根伸筋腱（ECU）の横断像が同定できる．
- 尺骨頭のレベルから遠位にスキャンする．アニソトロピーに注意して腱のたわみにあわせてプローブの倒し具合を調節する．

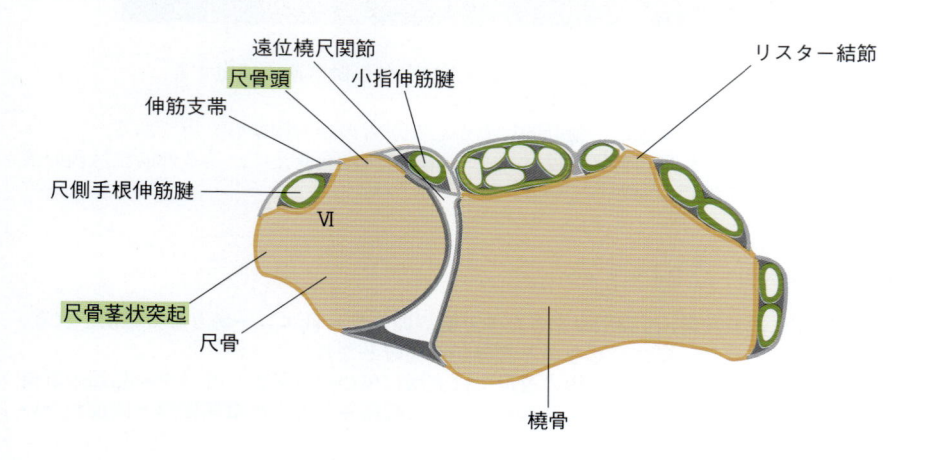

解 剖 図

- 遠位橈尺関節
- 尺骨頭
- 小指伸筋腱
- 伸筋支帯
- リスター結節
- 尺側手根伸筋腱
- Ⅵ
- 尺骨茎状突起
- 尺骨
- 橈骨

エコー像の解釈

尺側　　　　　　　　　　　　　　　　橈側

尺骨　　尺側手根伸筋腱

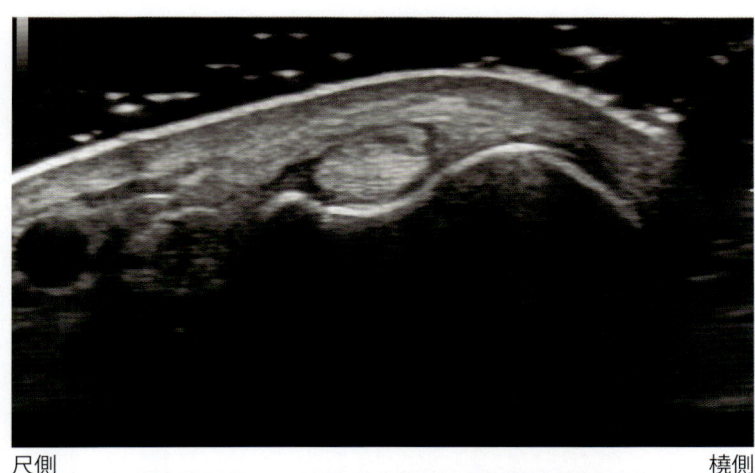

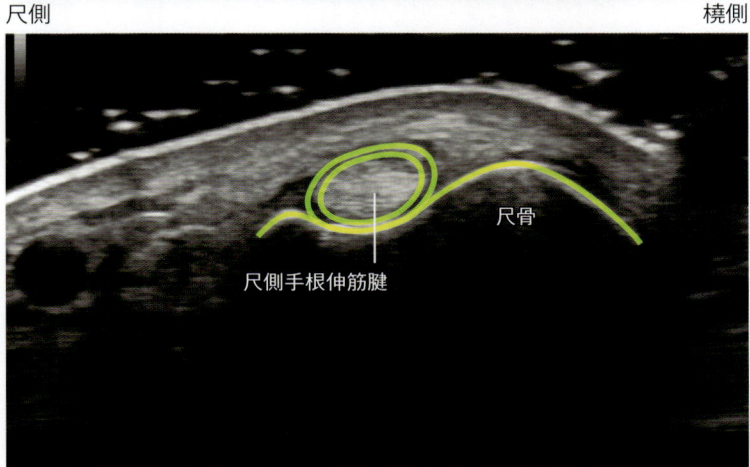

- 尺骨頭のレベルではECUは骨の溝にはまった卵円形高エコー像として同定される．
- 正常では腱鞘滑膜はほとんど描出されない．
- 遠位ではECUは三角線維軟骨複合体（TFCC），三角骨の表層を走行する．
- 支帯の低エコー帯が目立つことがある．

ワンポイントアドバイス

- 伸筋腱鞘に滑液貯留/滑膜肥厚をきたすと腱周囲の無〜低エコー域として描出される．
- 腱のアニソトロピーに注意しないと境界が不明瞭となる．
- 関節リウマチの初期から罹患しやすい部位である．

B｜手関節

尺側手根伸筋腱／縦断像

撮像のコツ・考え方

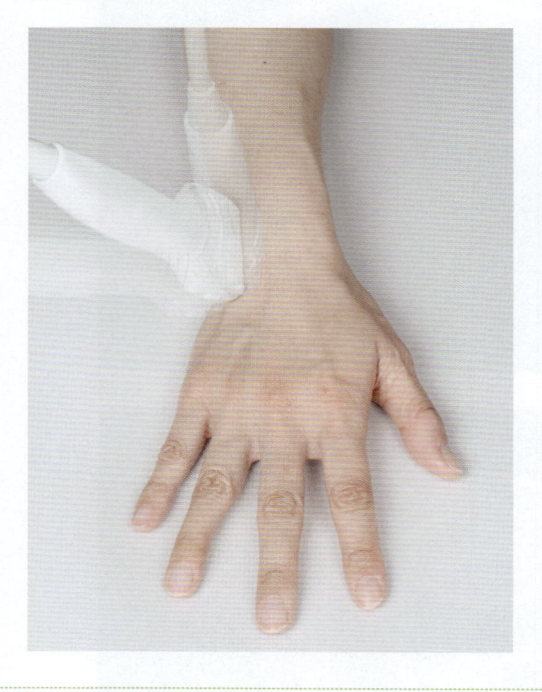

- 前腕を回内し，手首をまっすぐ伸ばす．
- 尺骨頭と尺骨茎状突起の間の骨のくぼみに沿って，尺側に傾けたプローブを長軸方向にあてる．
- この位置で第6伸筋腱区画，尺側手根伸筋腱（ECU）の縦断像が同定できる．
- 手首を少し外転（橈側に曲げる）したり，ゼリーを多めに使うことで十分な長さにわたって描出する．

解 剖 図

- 伸筋支帯
- リスター結節
- 第6伸筋腱区画：尺側手根伸筋腱
- 第5伸筋腱区画：小指伸筋腱
- 第4伸筋腱区画：（総）指伸筋腱，示指伸筋腱
- 第3伸筋腱区画：長母指伸筋腱
- 第2伸筋腱区画：長・短橈側手根伸筋腱
- 第1伸筋腱区画：長母指外転筋腱，短母指伸筋腱

エコー像の解釈

近位　　　　　　　　　　　　　　　　　　　　遠位

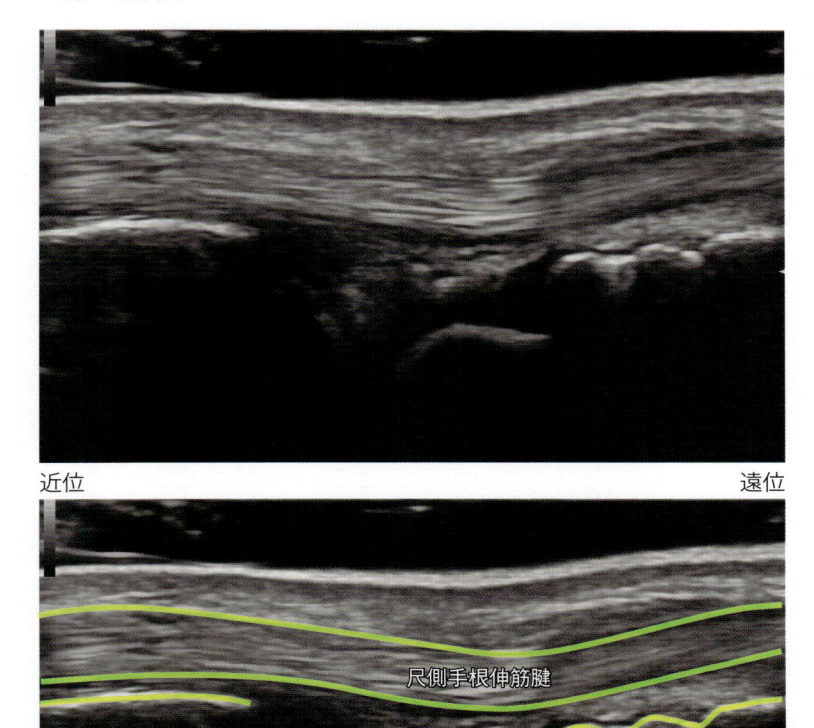

尺骨　　尺側手根伸筋腱　　　　　　　　　　三角骨
　　　　TFCC
　　　　　　　月状骨

- ECUが尺骨，三角線維軟骨複合体（TFCC），三角骨の表層にフィブリラーパターンを呈して走行する．
- 正常では腱鞘滑膜はほとんど描出されない．
- 尺側手根伸筋腱の表層に支帯の低エコー帯が目立つことがある．

ワンポイントアドバイス

- 腱はたわんでいるためアニソトロピーにより部分的に低エコーとなることはやむをえないが，横断像を併せて評価することで補完する．
- 腱鞘に滑液貯留／滑膜肥厚をきたすと腱周囲の無～低エコー域として描出される．
- 関節リウマチの初期から罹患しやすい部位である．

B｜手関節

屈筋腱（手根管）／横断像

撮像のコツ・考え方

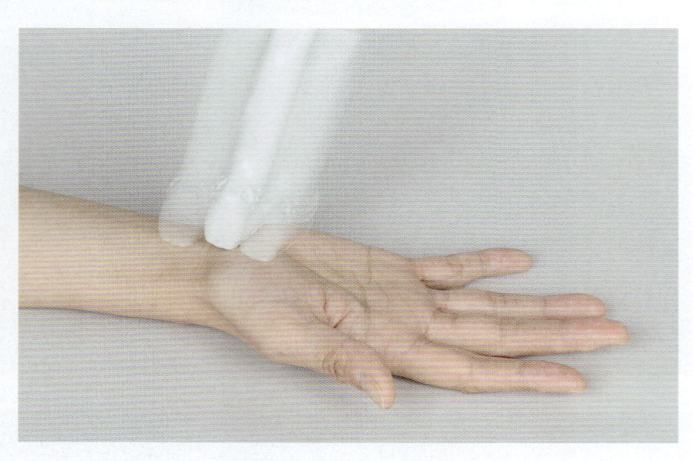

- 前腕を回外し，手首をまっすぐ伸ばす．
- 手首の遠位手根線のすぐ遠位に触れる2つの骨性隆起（舟状骨結節と豆状骨）を結ぶライン上で短軸方向にプローブをあてる．ここが手根管の入口部である．
- 屈筋腱は遠位ほど深部に向かっているため，アニソトロピーに注意してプローブをやや手前に倒すように調整する．
- プローブを近位，遠位に平行移動してスキャンする．

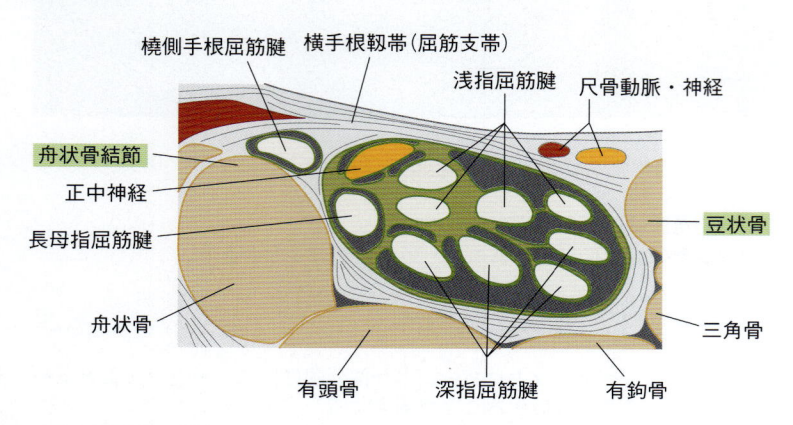

解 剖 図

橈側手根屈筋腱　横手根靱帯（屈筋支帯）　浅指屈筋腱　尺骨動脈・神経
舟状骨結節
正中神経
長母指屈筋腱
豆状骨
舟状骨
三角骨
有頭骨　深指屈筋腱　有鉤骨

58

エコー像の解釈

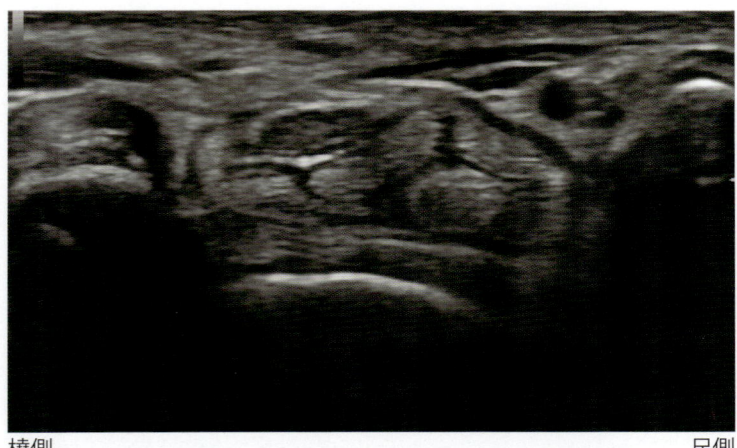

[エコー画像：橈側 — 尺側]

ラベル：
- 橈側手根屈筋腱
- 舟状骨結節
- 正中神経
- 長母指屈筋腱
- 尺骨動脈
- 尺骨神経
- 豆状骨
- 横手根靱帯
- 有頭骨
- s：浅指屈筋腱
- d：深指屈筋腱

- 骨と横手根靱帯に囲まれた手根管のなかに正中神経と9本の屈筋腱が存在する．
- 各腱の同定には指を自動的，他動的に動かしながらの動的観察も有用である．
- 舟状骨結節の表層に橈側手根屈筋腱が描出される．
- おのおのの屈筋腱を包んでいる腱鞘滑膜は正常ではほとんど描出されない．
- 正中神経は横手根靱帯のすぐ深層にぶどうの房様に描出される．

ワンポイントアドバイス

- 屈筋腱鞘に滑液貯留／滑膜肥厚をきたすと腱周囲の無〜低エコー域として描出される．
- 腱のアニソトロピーに注意しないと境界が不明瞭となる．
- 手関節滑膜炎，屈筋腱鞘滑膜炎，横手根靱帯の肥厚などにより正中神経が圧迫されると手根管症候群を引き起こす．

Ⅱ　関節エコーの撮像法をおさえる

B｜手関節　おさえておくべき疾患

関節リウマチ（手関節正中縦断像，パワードプラ，p47 参照）

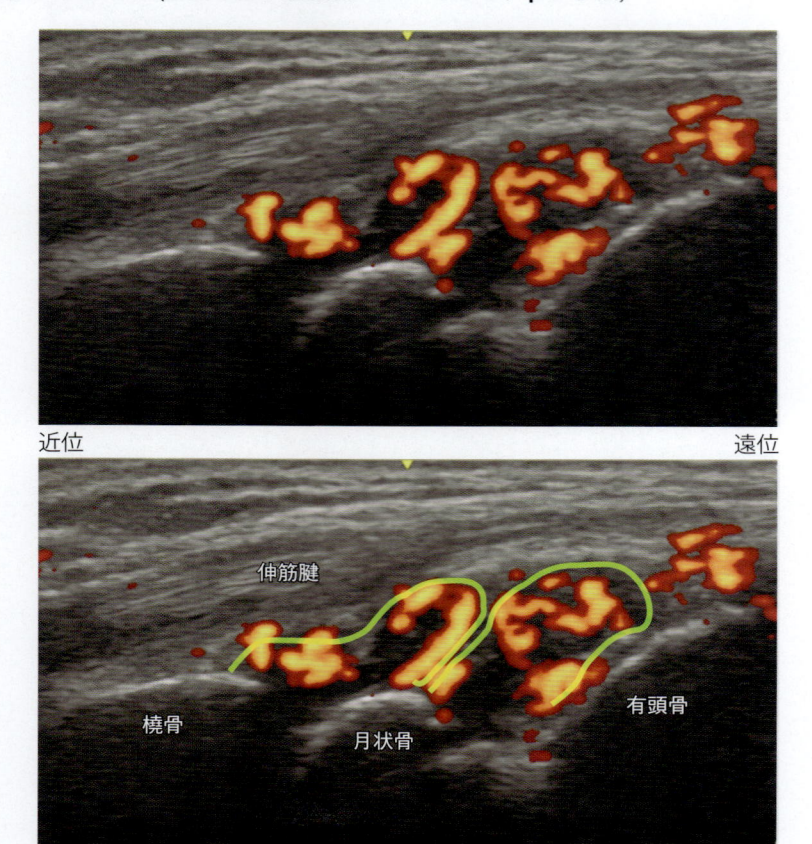

近位　　　　　　　　　　　　　　　　　　　　　　遠位

伸筋腱
橈骨　　月状骨　　有頭骨

- 橈骨手根関節（橈骨と月状骨の間）と手根間関節（月状骨と有頭骨の間）に高度の滑膜肥厚と血流増加がみられている．伸筋腱は上へ押し上げられている．

ドケルバン病（手関節橈側縦断像，パワードプラ，p45, 53 参照）

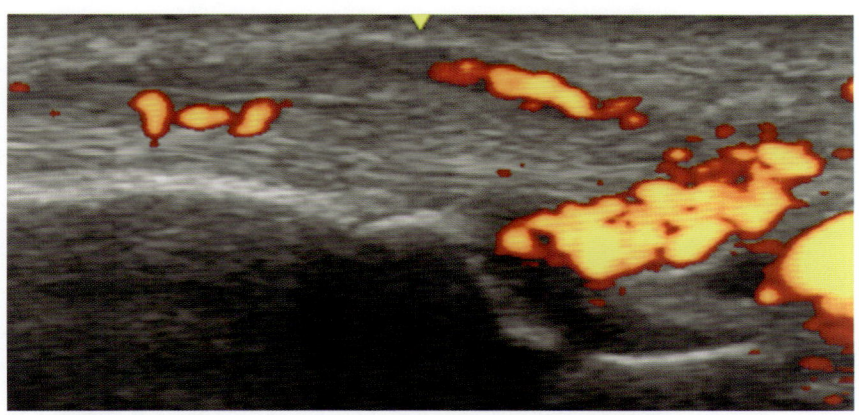

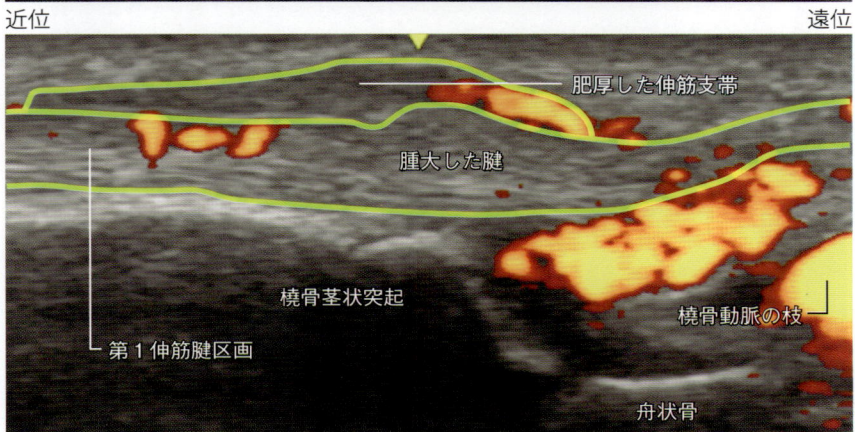

近位　　　　　　　　　　　　　　　　　　　　　　　　　　　　　遠位

肥厚した伸筋支帯
腫大した腱
橈骨茎状突起
第1伸筋腱区画
橈骨動脈の枝
舟状骨

- 手関節橈側において橈骨茎状突起と肥厚した伸筋支帯とに挟まれた第1伸筋腱区画の伸筋腱が腫大し，ドプラでは遠位腱鞘の血流増加がみられている．

手根管症候群(手関節屈側縦断像, p59 参照)

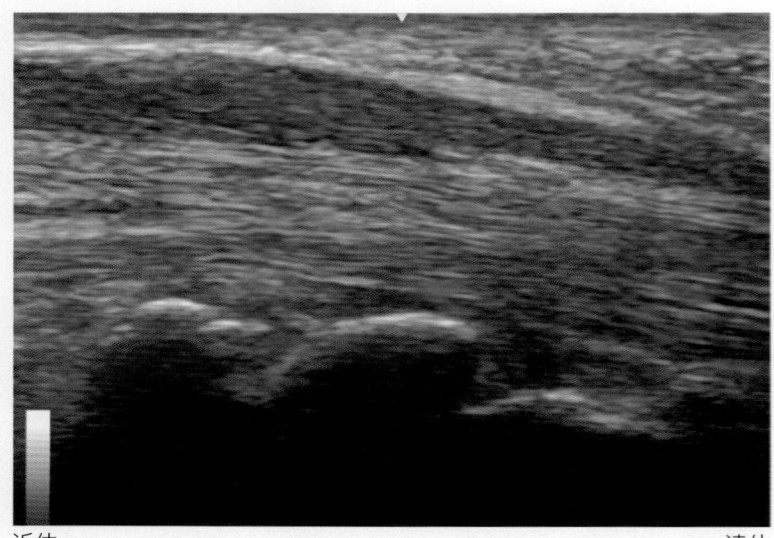

近位 遠位

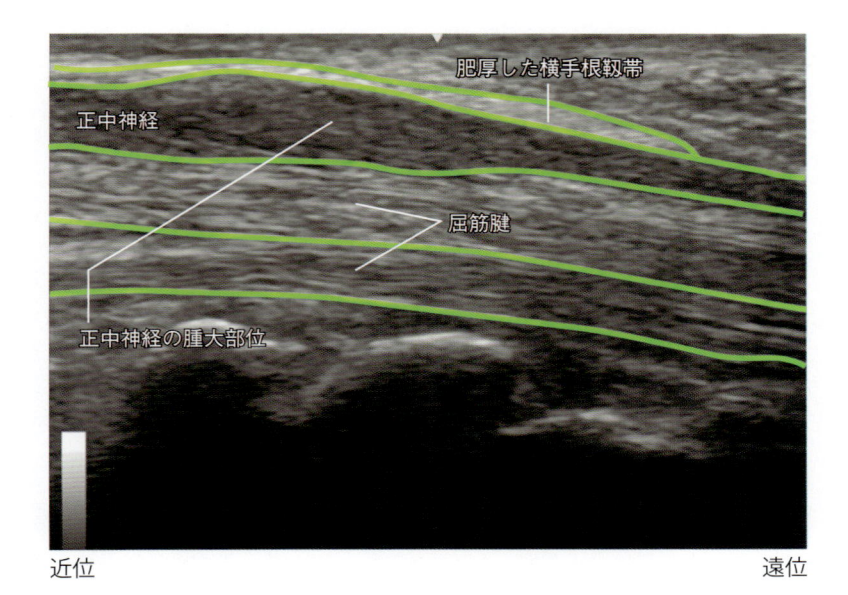

画像内ラベル:
- 肥厚した横手根靱帯
- 正中神経
- 屈筋腱
- 正中神経の腫大部位
- 近位
- 遠位

- 手関節屈側において高エコーを呈して肥厚した横手根靱帯（屈筋支帯）により圧迫された正中神経が，圧迫部位の近位において腫大している．

C｜肘関節
肉眼・触診でランドマークを確認する方法

体表のランドマーク（右肘）

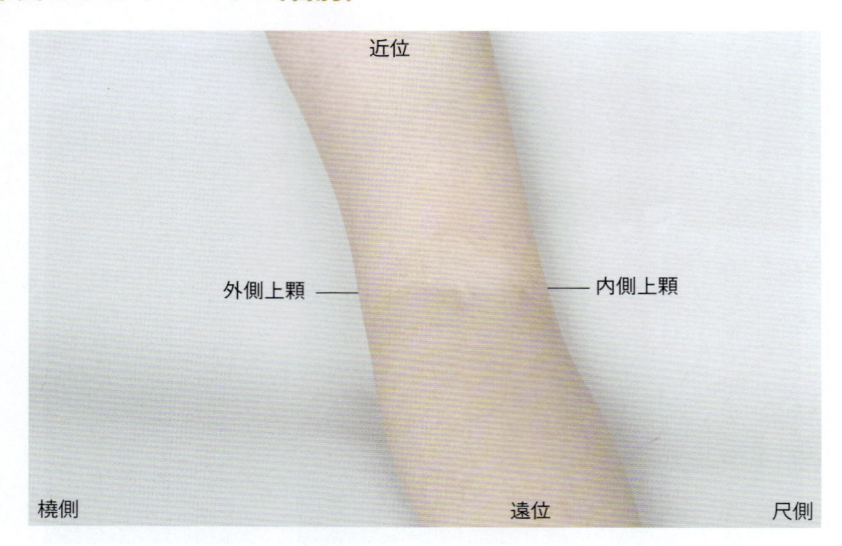

近位
外側上顆 ——　　　　　　　　—— 内側上顆
橈側　　　　　　遠位　　　　　　尺側

- 上腕骨の内外側を挟むように近位から遠位に触診していくと，肘関節に近づくにつれて上腕骨の幅が広がり，内側・外側上顆を容易に同定することができる．
- 外側上顆の一横指下に橈骨頭を触知し，腕橈関節の関節面が同定できる．橈骨頭を触知しながら前腕を回内・回外することで上腕骨小頭を中心に橈骨頭が運動するイメージがつかめる．
- 伸側の肘頭，またその近位の肘頭窩を触れることができる．

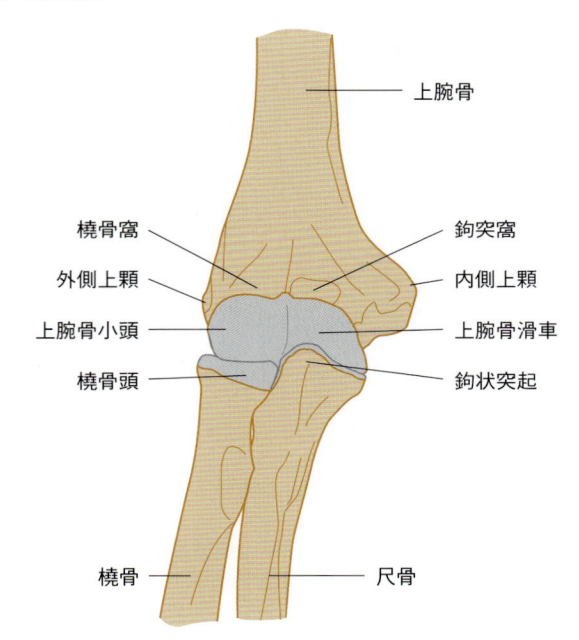

解 剖 図（右肘）

- 上腕骨
- 橈骨窩
- 鉤突窩
- 外側上顆
- 内側上顆
- 上腕骨小頭
- 上腕骨滑車
- 橈骨頭
- 鉤状突起
- 橈骨
- 尺骨

| C | 肘関節

肘関節―屈側（腕橈関節）／縦断像

撮像のコツ・考え方

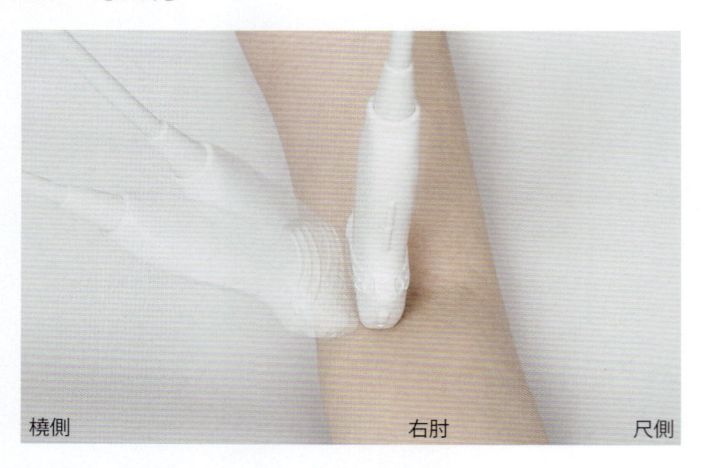

橈側　　　　　　　　　右肘　　　　　　　　　尺側

- 肘関節は原則として座位で観察する．手台や膝の上に手掌を上にして上肢をのせ肘関節をわずかに屈曲させて屈側を観察する．
- 触診で確認した関節面の高さで，肘関節屈側の橈側寄りに縦にプローブをあてる．上腕骨小頭と橈骨頭が描出され腕橈関節が観察できる．
- 正中より観察をはじめ外側上顆が描出されるところまで網羅的に観察する．正中に戻り，内側も観察する．

解 剖 図

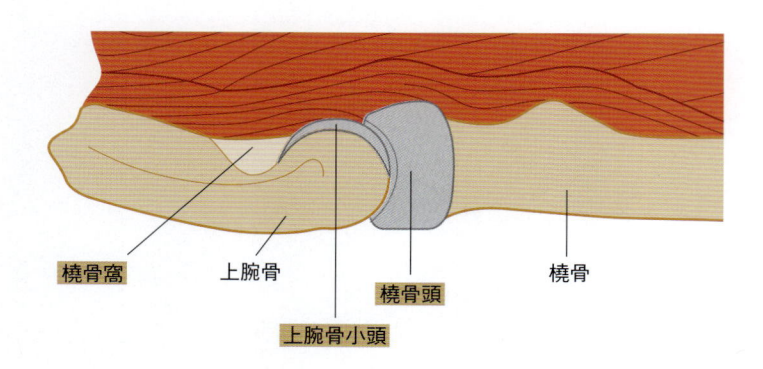

橈骨窩　　上腕骨　　　　　橈骨頭　　　　　橈骨
　　　　　　　　　　上腕骨小頭

- 腕橈関節は上腕骨（上腕骨小頭）と橈骨（橈骨頭）からなる．
- 小頭には軟骨が存在する．小頭の近位には橈骨窩が存在する．

エコー像の解釈

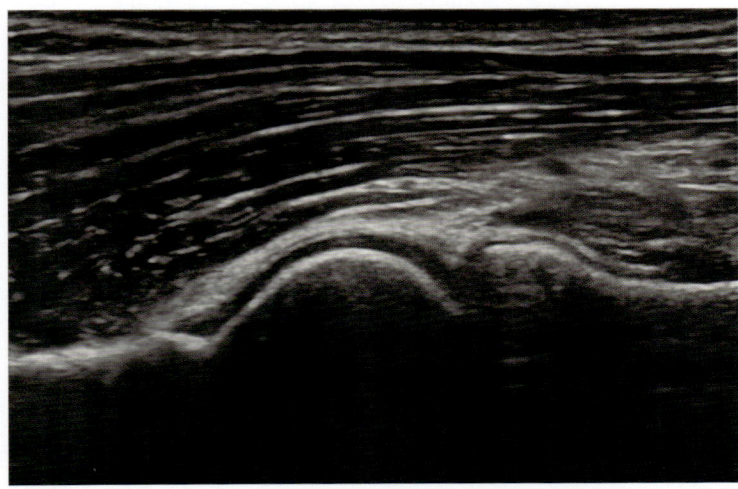

近位　　　　　　　　　　　　　　　　　　　　　遠位

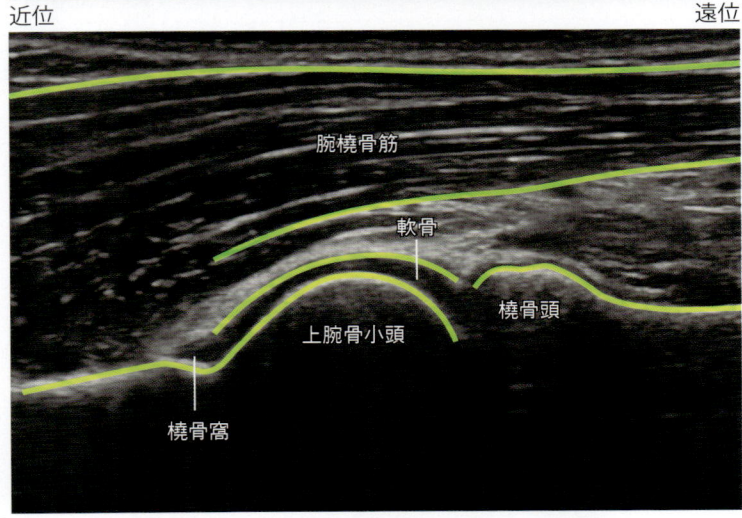

腕橈骨筋
軟骨
上腕骨小頭
橈骨頭
橈骨窩

- 上腕骨小頭は丸みを帯び，橈骨頭は野球のバットのグリップエンドのような特徴的な形態をしている．
- 骨の表面には無エコーの軟骨が観察される．

ワンポイントアドバイス

- 上腕骨小頭の近位は橈骨窩と呼ばれ，脂肪体が存在する．
- 関節リウマチでは脂肪体の深部に滑液が貯留することがある．
- 橈骨頭の遠位にも滑液が貯留することがある．

C｜肘関節

肘関節―屈側（腕尺関節）／縦断像

撮像のコツ・考え方

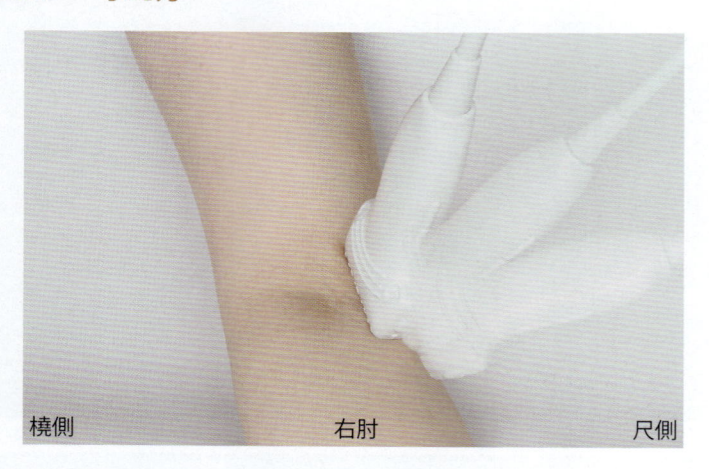

橈側　　　　　　　　　右肘　　　　　　　　　尺側

- 腕橈関節の内側を観察すると橈骨の骨皮質が消え尺骨が描出されはじめ，腕尺関節を同定できる．
- 上腕骨滑車，尺骨の鉤状突起を同定する．
- 内側上顆まで網羅的に観察する．
- 横断像で橈骨窩と鉤突窩，上腕骨小頭と滑車を観察できる．

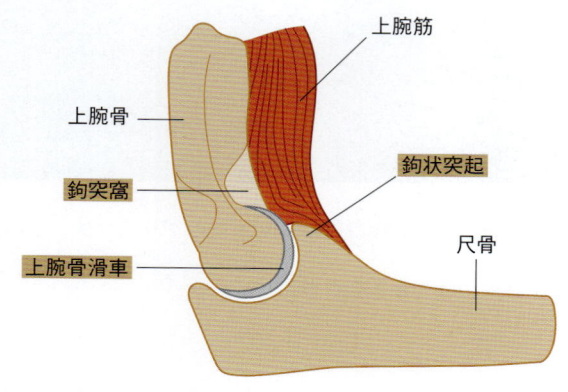

解 剖 図

上腕筋
上腕骨
鉤突窩
上腕骨滑車
鉤状突起
尺骨

- 腕尺関節は上腕骨（上腕骨滑車）と尺骨からなる．
- 滑車の近位には鉤突窩が存在する．

エコー像の解釈

近位　遠位

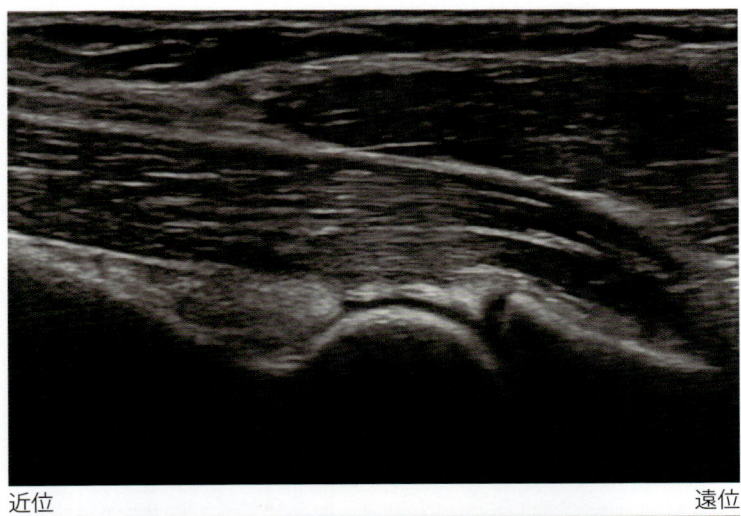

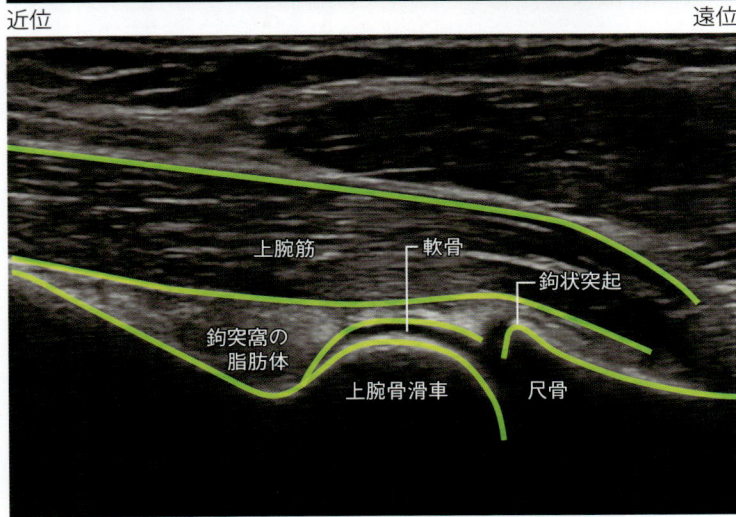

上腕筋　軟骨　鉤状突起
鉤突窩の脂肪体　上腕骨滑車　尺骨

- 上腕骨滑車は丸みを帯び，尺骨鉤状突起は特徴的な尖った形態から橈骨との鑑別は容易である．
- 上腕骨滑車の軟骨が観察される．

ワンポイントアドバイス

- 上腕骨滑車近位は鉤突窩と呼ばれ，脂肪体が存在する．
- 関節リウマチでは脂肪体の深部に滑液が貯留することがある．

C｜肘関節　肘関節—伸側／縦断像

撮像のコツ・考え方

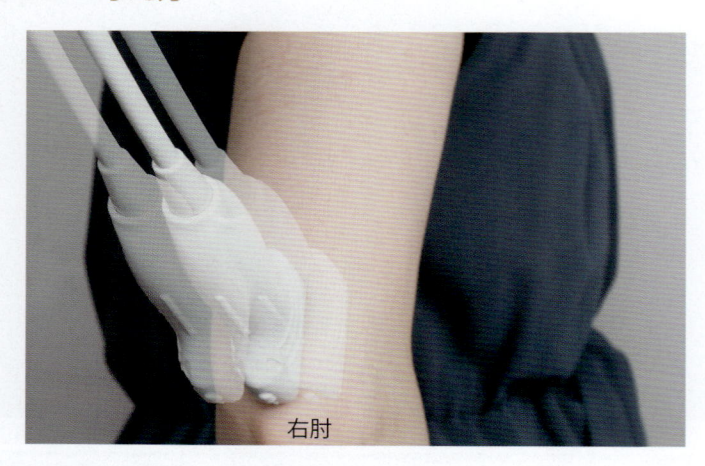

右肘

- 屈側と同様に座位で観察する．
- 伸側の観察は肘関節を約90度に屈曲させて観察する．手を腰にあてると安定する．
- 上腕骨の長軸に沿ってプローブをあてると肘頭，肘頭窩が描出される．
- 正中から観察をはじめ内外側を網羅的に観察する．

解 剖 図（伸展位）

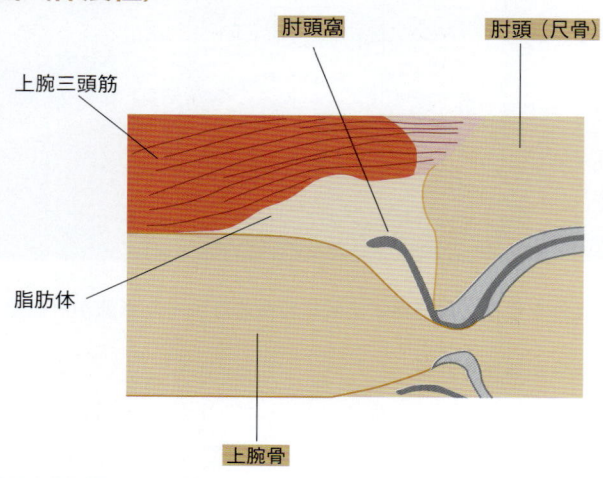

肘頭窩　　肘頭（尺骨）
上腕三頭筋
脂肪体
上腕骨

- 上腕骨と肘頭窩，肘頭からなる．
- 上腕三頭筋の下，肘頭窩には脂肪体が存在する．

エコー像の解釈

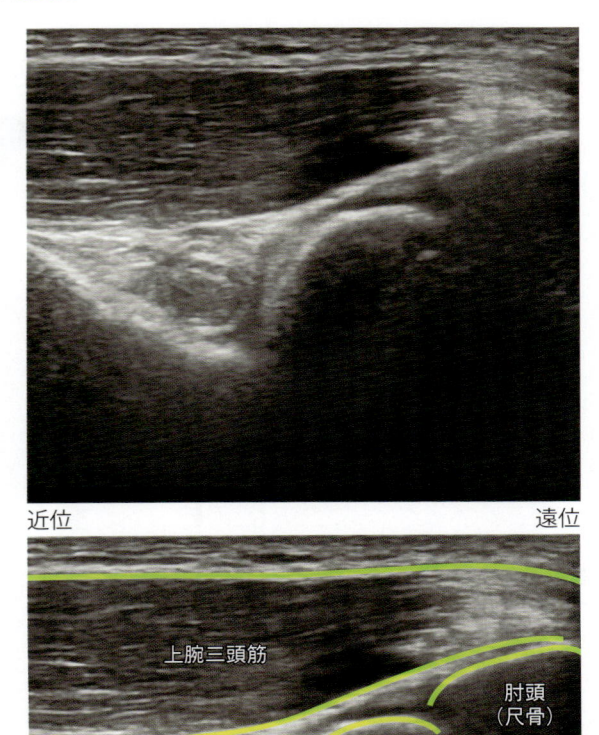

近位　　　　　　　　　　　　　　遠位

上腕三頭筋
肘頭（尺骨）
脂肪体
上腕骨滑車

- 肘頭窩，上腕骨滑車，肘頭，脂肪体が描出される．

ワンポイントアドバイス

- 肘頭窩は，橈骨窩や鉤突窩と同様に，正常では低〜等エコーの脂肪体が存在する．
- 脂肪体の下部には正常でもごく薄い低エコーの層が観察されることがある．
- 腱付着部炎が疑われる症例では，上腕三頭筋の付着部を観察する．

C｜肘関節

肘関節―伸側／横断像

撮像のコツ・考え方

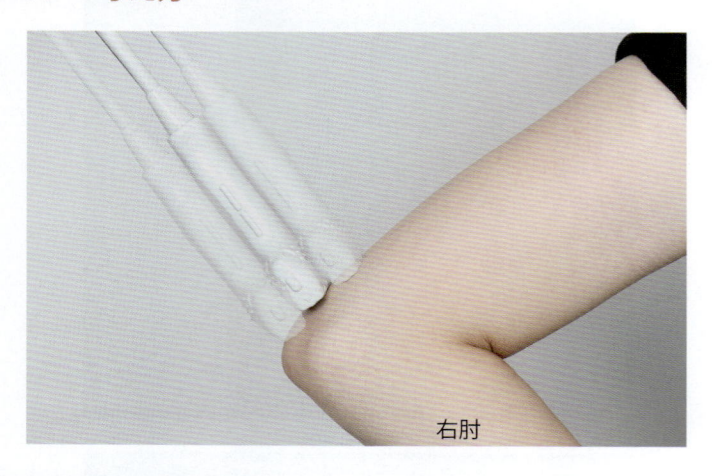

右肘

- 縦断像の後に横断像で観察する．
- 主に肘頭窩の滑液貯留，滑膜肥厚，血流シグナルの有無を評価する．
- 近位から遠位まで網羅的に観察する．

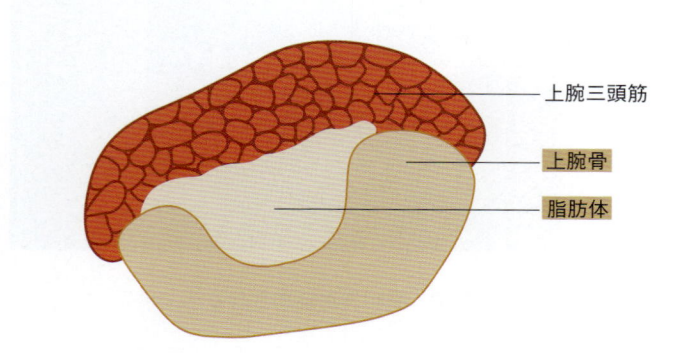

解 剖 図

上腕三頭筋
上腕骨
脂肪体

- 上腕三頭筋の下，肘頭窩には脂肪体が存在する．
- 肘頭窩における上腕骨の立体的な形態を理解するとイメージしやすい．

エコー像の解釈

尺側　　　　　　　　　　　　橈側

上腕三頭筋

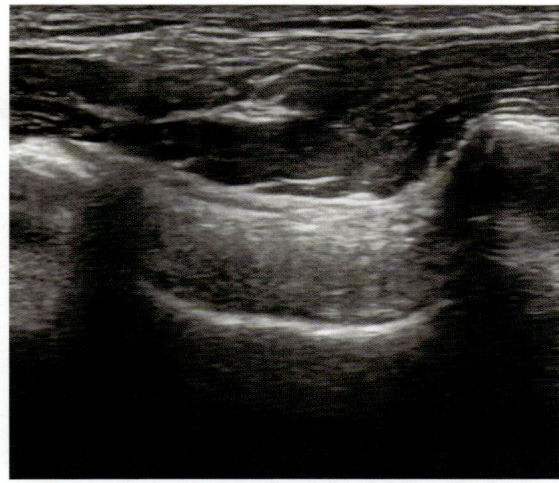

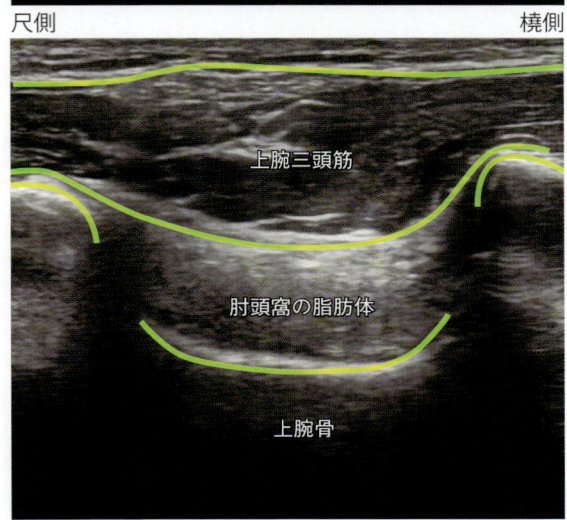

肘頭窩の脂肪体

上腕骨

- 肘頭窩のもっとも深い部分では上腕骨は台形に描出される．

ワンポイントアドバイス

- 深部では血流シグナルが検出されにくい点に注意する．

| C | 肘関節 | おさえておくべき疾患

関節リウマチ（腕尺関節屈側縦断像，パワードプラ，p69 参照）

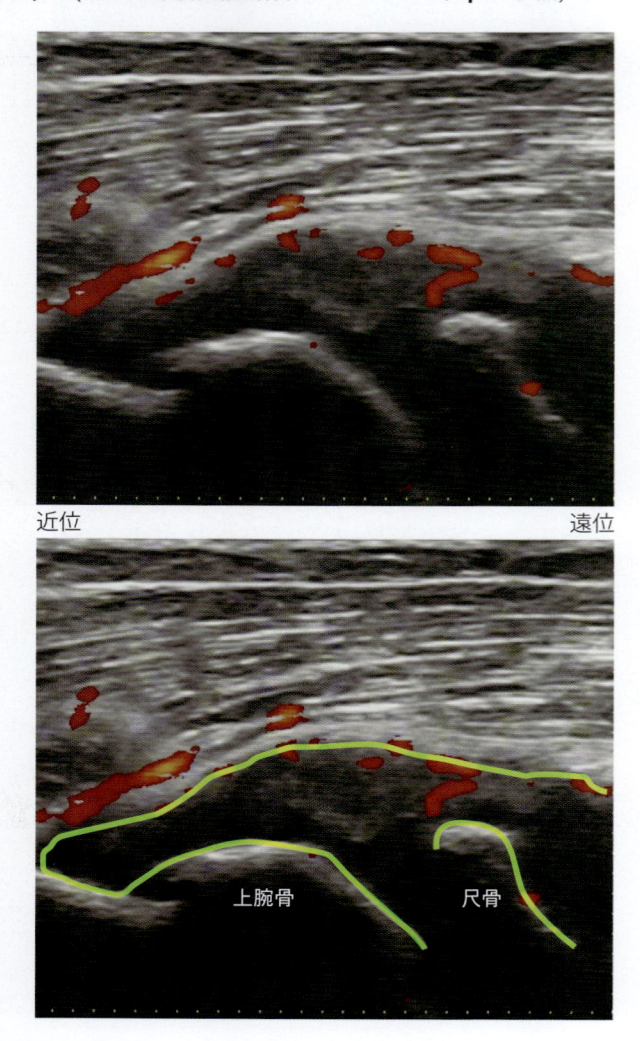

近位　　　　　　　　　　　　　　　　　遠位

上腕骨　　　　尺骨

- 肥厚した滑膜を認め，滑膜と一致した部位に血流シグナルを認める．

肘頭滑液包炎 （肘関節伸側縦断像, p71参照）

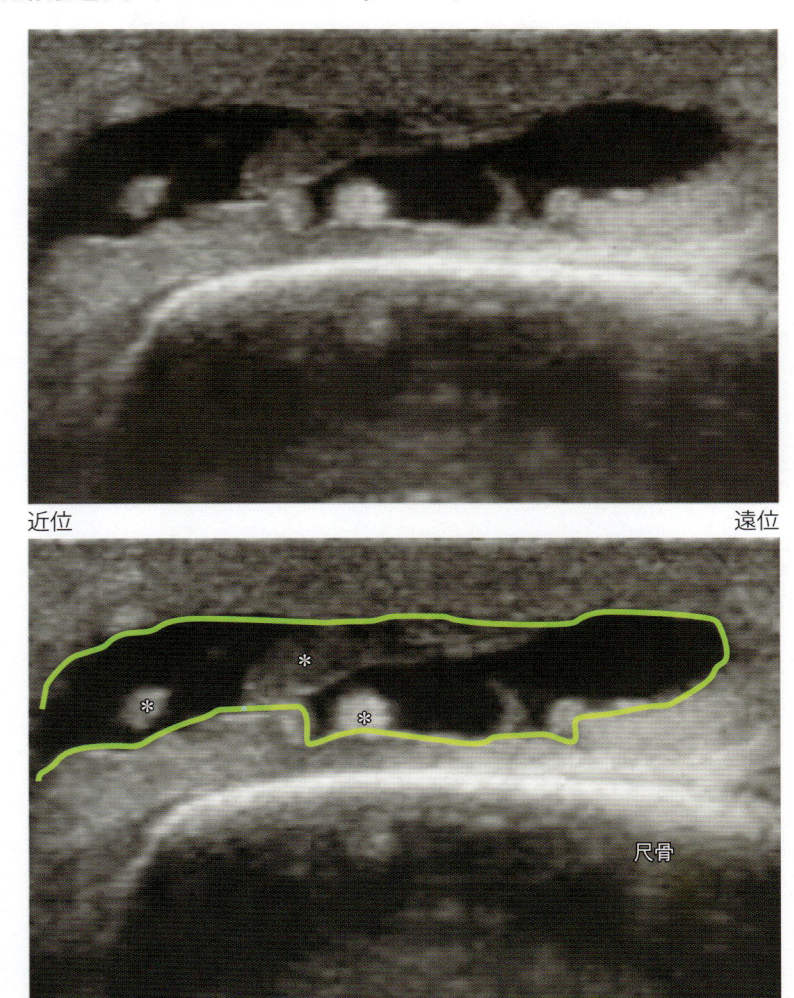

近位　　　　　　　　　　　　　　　　遠位

尺骨

- 肘頭滑液包内に滑液貯留／滑膜肥厚（＊）を認める．

腱付着部炎（肘頭背側縦断像，パワードプラ，p71 参照）

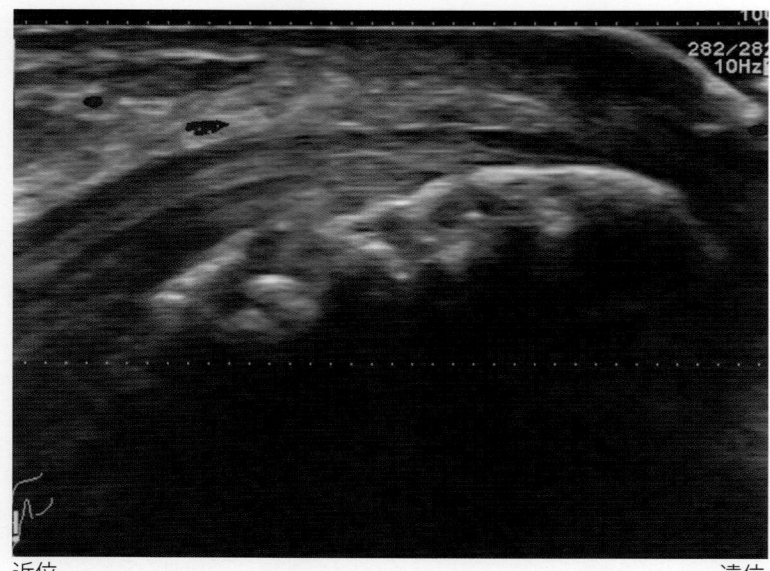

近位　　　　　　　　　　　　　　　　遠位

近位 遠位

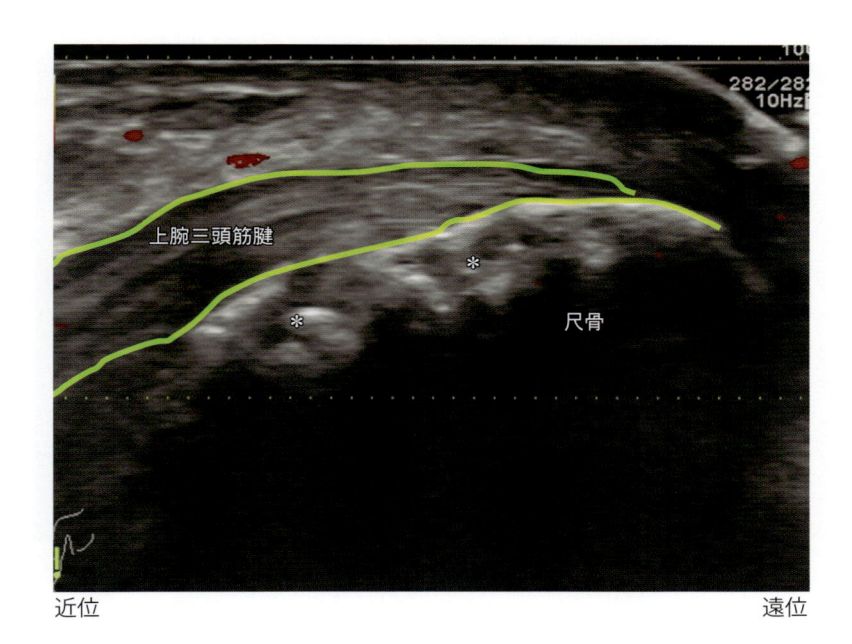

- 上腕三頭筋腱と尺骨頭が描出されている．尺骨の骨表不整（＊）を認める．

D｜肩関節　肉眼・触診でランドマークを確認する方法

体表のランドマーク（前面）

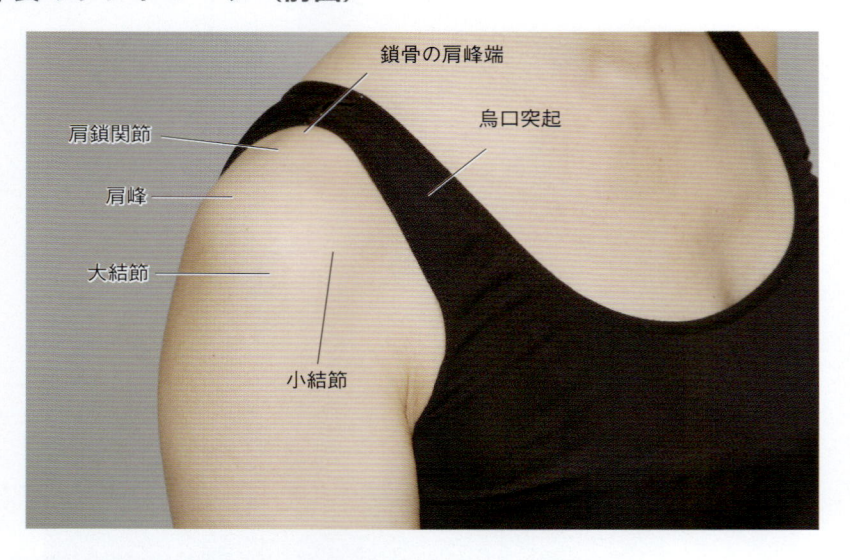

- 肩関節の内側上方で鎖骨の下方に触れる骨が烏口突起である．
- 烏口突起の外側に上腕骨を触れる．
- ほぼ正面からやや外側に索状に縦走する上腕二頭筋長頭の腱を触知する．
- その内側に小結節，外側に大結節を触れる．
- 肩のもっとも上方の突出部は鎖骨の肩峰端で，その外側の肩峰と肩鎖関節を形成する．

解剖図（前面）

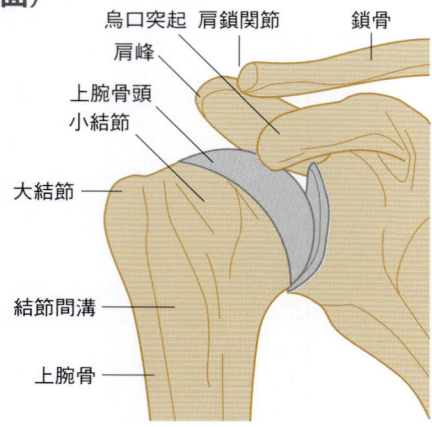

体表のランドマーク（背面）

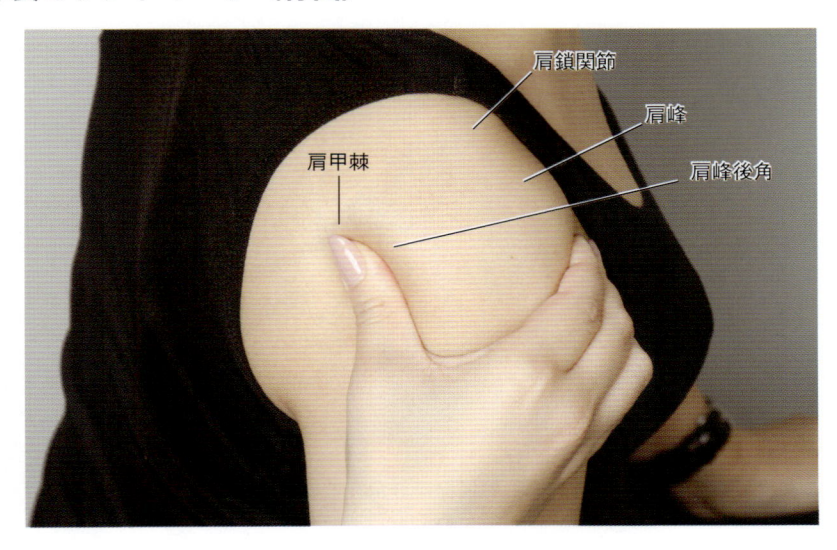

- 肩関節後面で骨性の隆起として肩甲棘を触れる．
- 肩甲棘の外側は肩峰後角に移行する．
- 肩甲棘の直下，腋窩線上において三角筋と肩甲下筋の腹側に肩甲上腕関節の裂隙を触れる．
- 上腕の内・外旋で上腕骨頭を触知できる．

解 剖 図（背面）

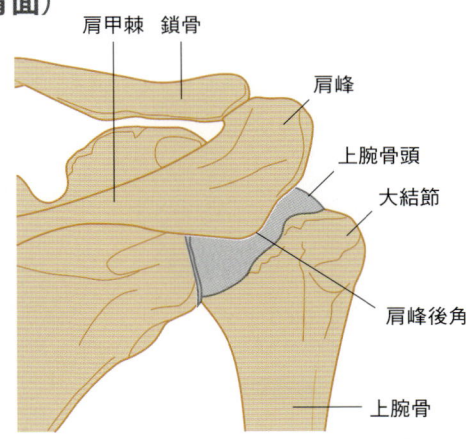

D｜肩関節　上腕二頭筋腱／横断像

撮像のコツ・考え方

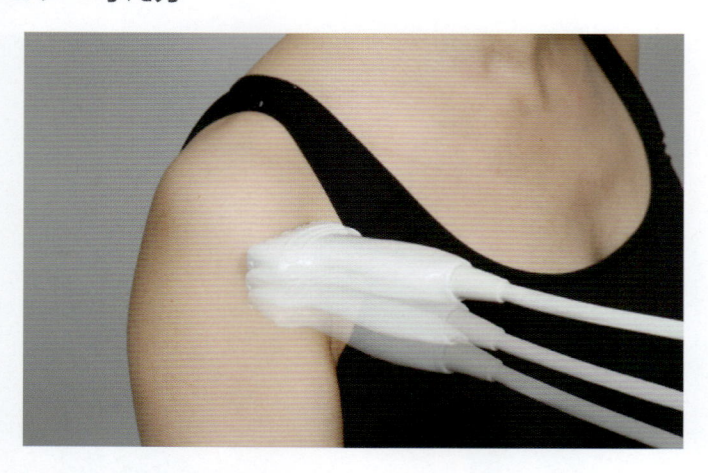

- 座位にて手背を大腿の上に置き，肘関節は直角程度に屈曲する．
- 上腕近位前面に短軸方向でプローブをあてる．
- アニソトロピーが出ないように腱線維に垂直にエコーのビームをあてるには，プローブの角度を少し見上げる感じに調節する．
- プローブを遠位，近位に平行移動して腱鞘滑膜をスキャンする．

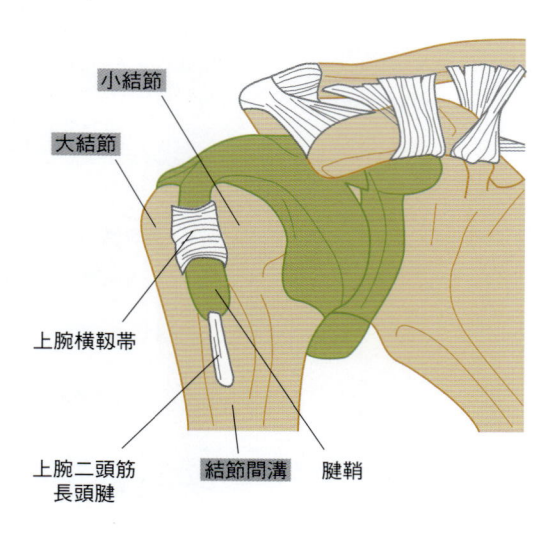

解剖図

小結節
大結節
上腕横靱帯
上腕二頭筋長頭腱
結節間溝
腱鞘

エコー像の解釈

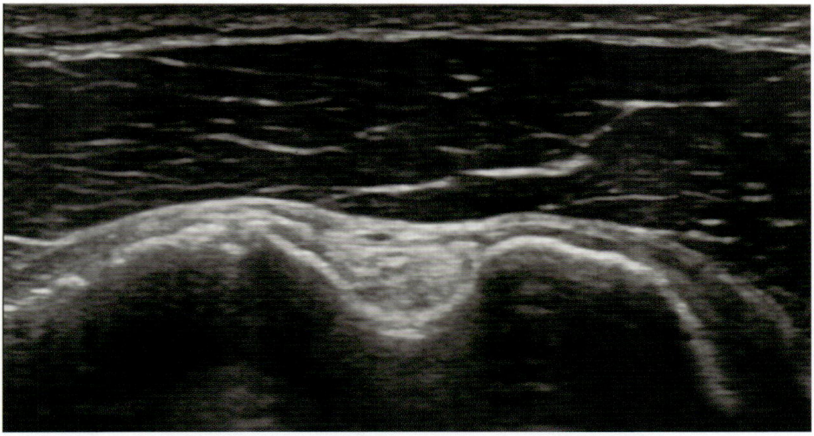

外側　　　　内側

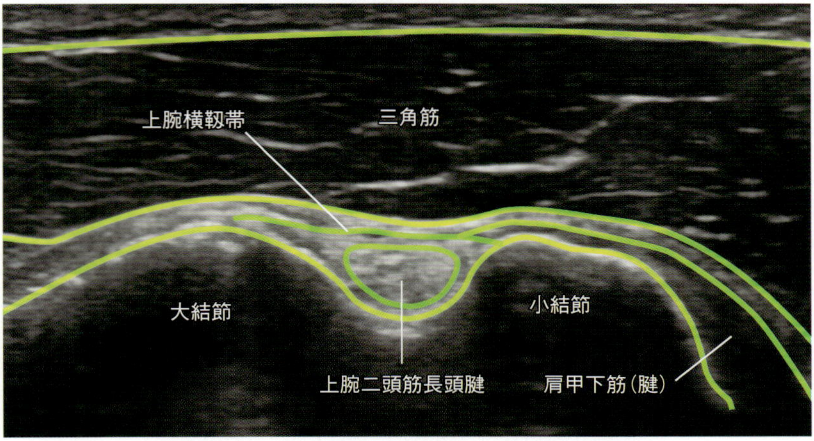

上腕横靱帯
三角筋
大結節
小結節
上腕二頭筋長頭腱
肩甲下筋(腱)

- 大結節，小結節の間のくぼみ(結節間溝)内に上腕二頭筋長頭腱を描出する.
- 遠位は結節間溝が消えるあたりまでスキャンする.
- 腱鞘の末端は盲端となっており正常でも少量の滑液貯留を認めることが多い.
- 腱鞘は近位では肩甲上腕関節滑膜に連続している.

ワンポイントアドバイス

- アニソトロピーに注意.
- 腱の輝度が高く映る状態で周囲の無エコー＝滑液，低エコー＝滑膜肥厚を評価する.
- ドプラでは，正常血管が検出されることが多いため，肥厚滑膜内に描出される血流シグナルを評価する.

D｜肩関節　上腕二頭筋腱／縦断像

撮像のコツ・考え方

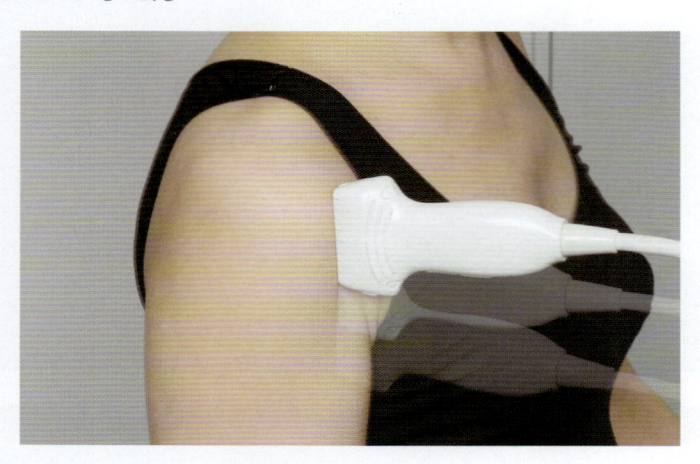

- 座位にて手背を大腿の上に置き，肘関節は直角程度に屈曲する．
- 上腕近位前面に索状に触知する腱に合わせ長軸方向でプローブをあてる．
- アニソトロピーが出ないように腱線維に垂直にエコーのビームをあてるには，プローブの角度を少し見上げる感じに調節する．
- 遠位，近位に平行移動してスキャンする．
- 腱鞘の広がりを把握するには，左右にも細かく平行移動してスキャンする．

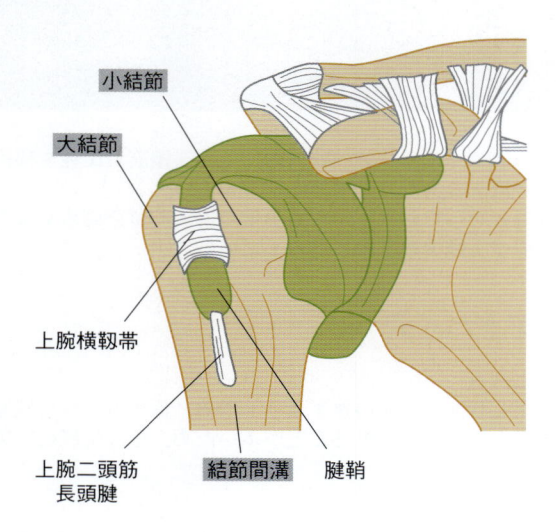

解 剖 図

小結節
大結節
上腕横靱帯
上腕二頭筋長頭腱
結節間溝
腱鞘

エコー像の解釈

近位　　　　　　　　　　　　　　　　遠位

上腕二頭筋長頭腱　　三角筋

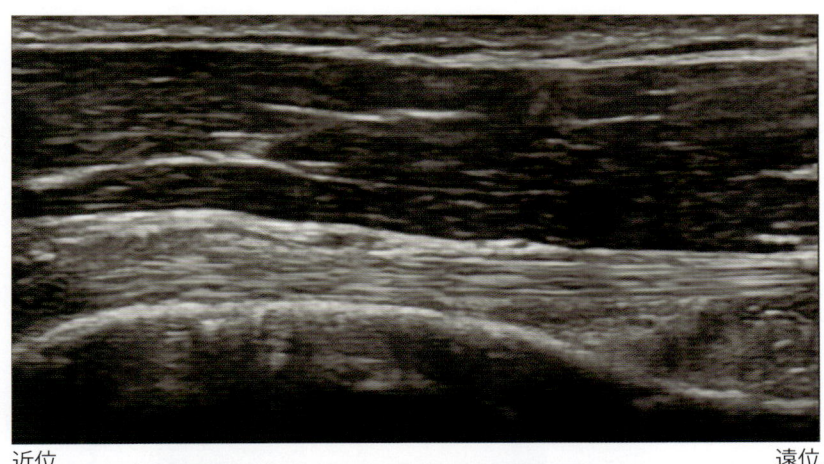

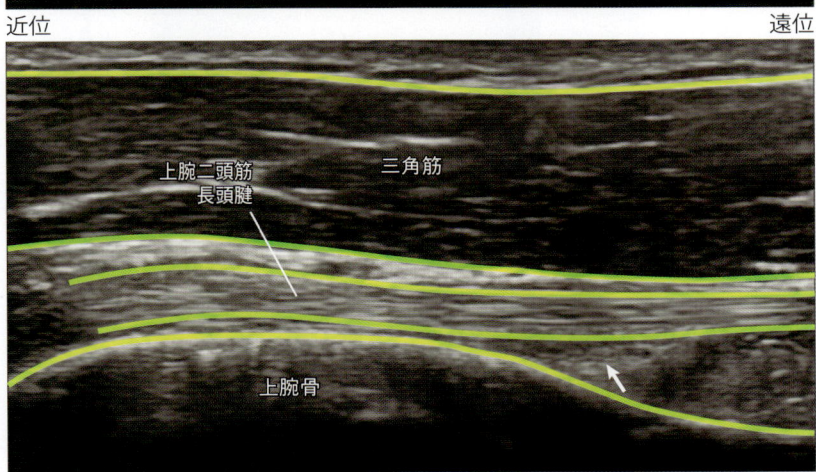

上腕骨

- 腱と接している上腕骨は結節間溝の底面である．
- 正常の腱は線状高エコー像の層状配列＝フィブリラーパターンで描出される．
- フィブリラーパターンを確認するためには，腱を画面に水平に描出し，アニソトロピーを避ける．

ワンポイントアドバイス

- 遠位の上腕骨と腱が離れて映る付近（矢印）で腱鞘は盲端となっており，正常でも少量の滑液貯留を認めることが多い．
- 三角筋下滑液包が伸展してくると腱鞘の上にかぶって描出されることがあるので注意して区別する．

D｜肩関節　三角筋下滑液包

撮像のコツ・考え方

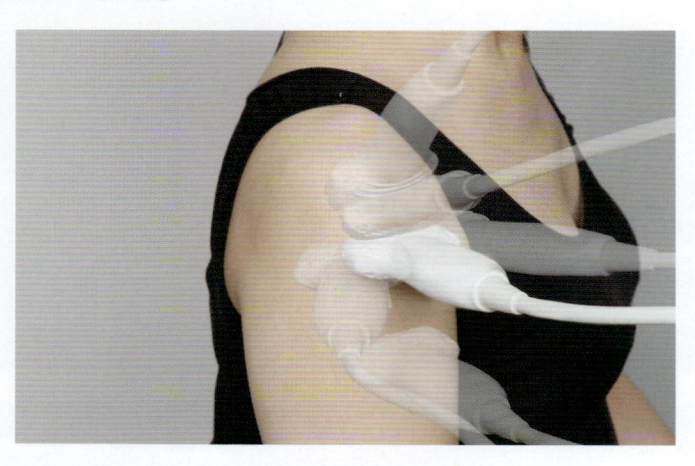

- 座位にて手背を大腿の上に置き，肘関節は直角程度に屈曲する．
- 上腕近位部の正面からやや外側寄りに短軸方向でプローブをあてる．
- 肩を球体に見立てて，球体の表面をなぞるような感覚でプローブを移動するのが垂直にエコーのビームをあてるコツである．
- 側面から前面にわたって肩峰で遮られるところまで観察する．

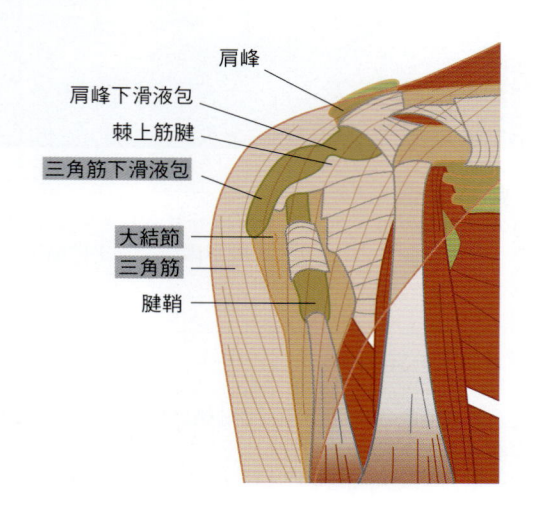

解剖図

肩峰
肩峰下滑液包
棘上筋腱
三角筋下滑液包
大結節
三角筋
腱鞘

エコー像の解釈

(背側 / 腹側)

三角筋
三角筋下滑液包
大結節

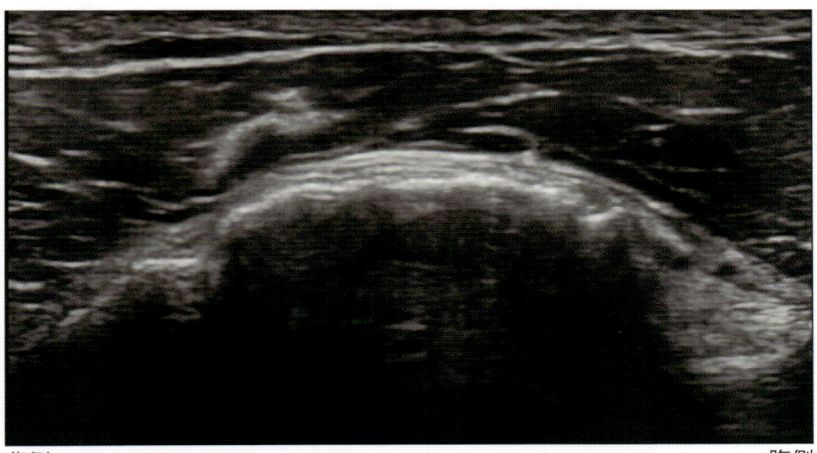

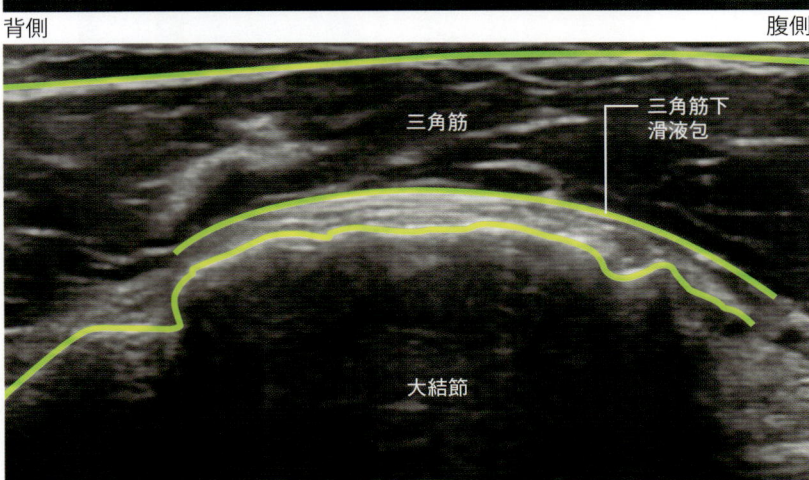

- 大結節の棘上筋腱付着部には骨表不整がみられる．
- 三角筋下滑液包はこの部位を中心として三角筋の下面に接して存在する．
- 正常では内腔がほとんど描出されず，周囲の脂肪組織が線状の高エコーとしてわずかに描出されるのみである．
- 病的な滑液貯留や滑膜肥厚があると無〜低エコーを呈して，厚みや周囲への広がりを増す．

ワンポイントアドバイス

- 少量の滑液は上腕二頭筋長頭腱の前面に貯留することが多い．
- 棘上筋腱がアニソトロピーにより低エコーに映ると滑液包と間違えやすいのでプローブの角度に注意する．

D｜肩関節

肩峰下滑液包

撮像のコツ・考え方

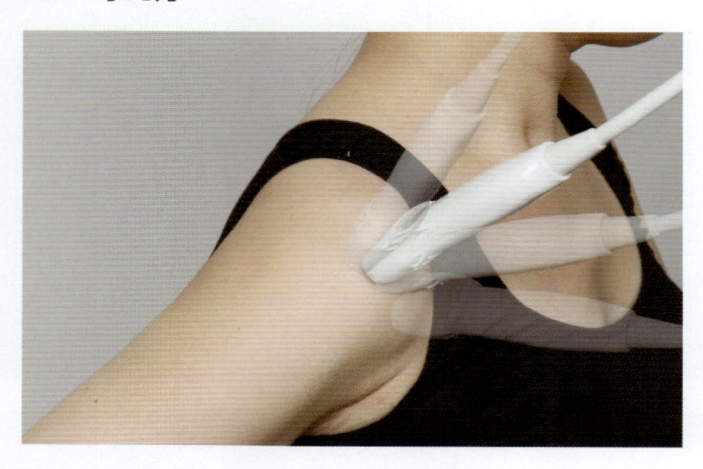

- 後ポケットに手を入れるような感じで肩関節を伸展する．
- 肩峰の前方に引き出された上腕骨頭上面に対して垂直にプローブをあてる．
- 棘上筋はまっすぐ外側ではなくやや前方外側に走行しているので，腱板の線維に沿って長軸および短軸方向にプローブの角度を調整する．

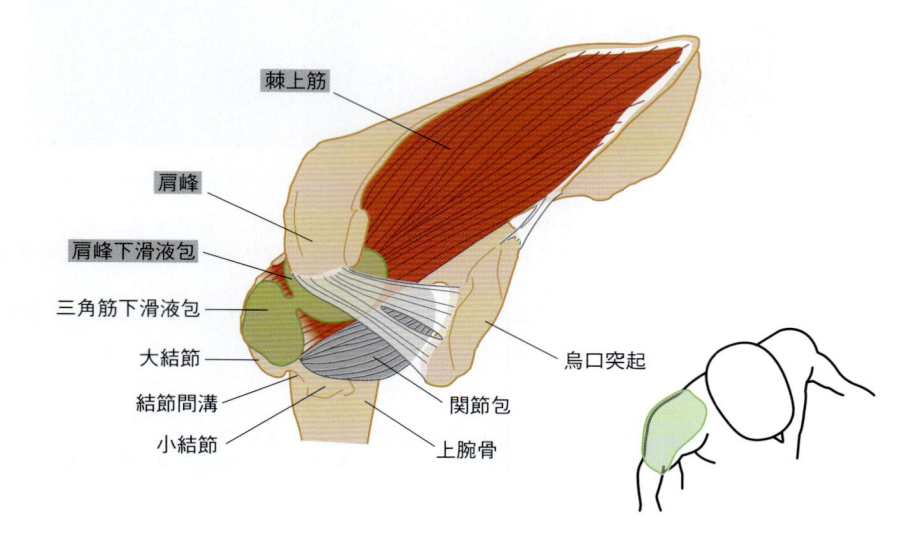

解 剖 図

- 棘上筋
- 肩峰
- 肩峰下滑液包
- 三角筋下滑液包
- 大結節
- 結節間溝
- 小結節
- 烏口突起
- 関節包
- 上腕骨

エコー像の解釈

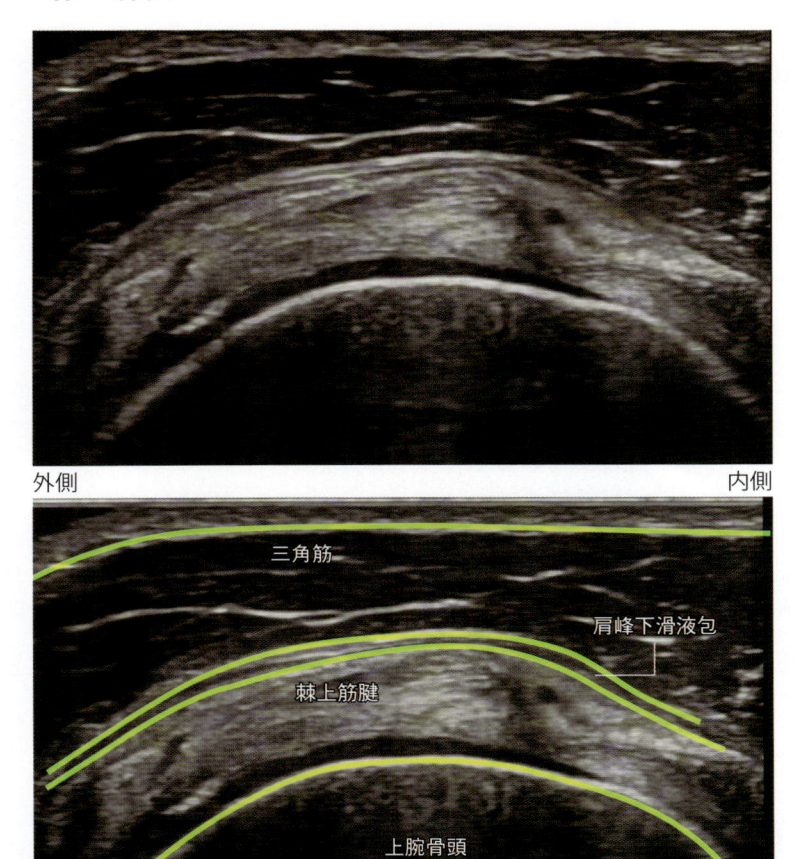

外側　　　　　　　　　　　　　　　　　内側

三角筋
肩峰下滑液包
棘上筋腱
上腕骨頭

- 上腕骨頭の上に棘上筋腱を中心とする腱板を認める．
- 腱板と三角筋の間に滑液包外周の脂肪組織が線状の高エコーに描出されるが，正常滑液包の内腔はほとんど描出されない．
- 病的な滑液貯留や滑膜肥厚が生じると無〜低エコー域が認められる．

ワンポイントアドバイス

- 少量の滑液は内側寄りに貯留しやすいので棘上筋が烏口突起や肩峰に隠れるところまでスキャンする．
- 内側寄りの長軸像では棘上筋のアニソトロピーを滑膜肥厚と誤認しやすいため，2断面走査などで確認する．

D｜肩関節

肩甲上腕関節

撮像のコツ・考え方

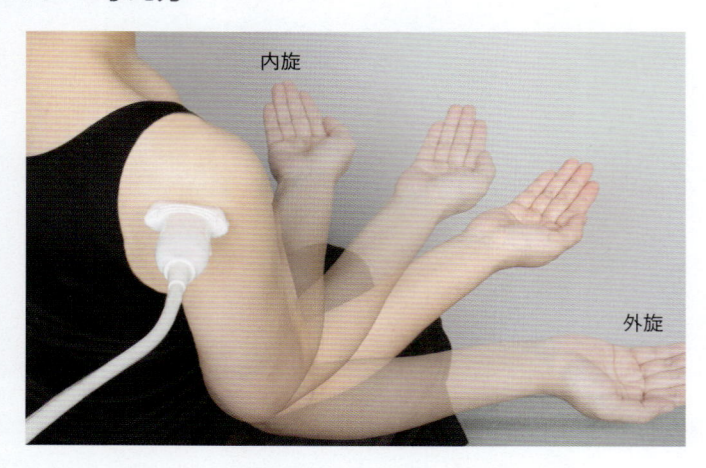

- 座位にて手背を大腿の上に置き，肘関節は直角程度に屈曲する．
- 背面腋窩線上で肩甲棘〜肩峰後角の作る骨性隆起の直下にプローブをあてる．皮下脂肪が厚い場合はプローブを食い込ませるようにあてるとよい．
- 動的に触知可能な円弧上の上腕骨頭の骨表を探し，その内側に肩甲骨の関節窩と関節唇を同定する．
- 棘下筋腱の走行にあわせてプローブの角度を調整する．
- 脇を締めたまま関節を内旋〜外旋させ動的観察を行う．

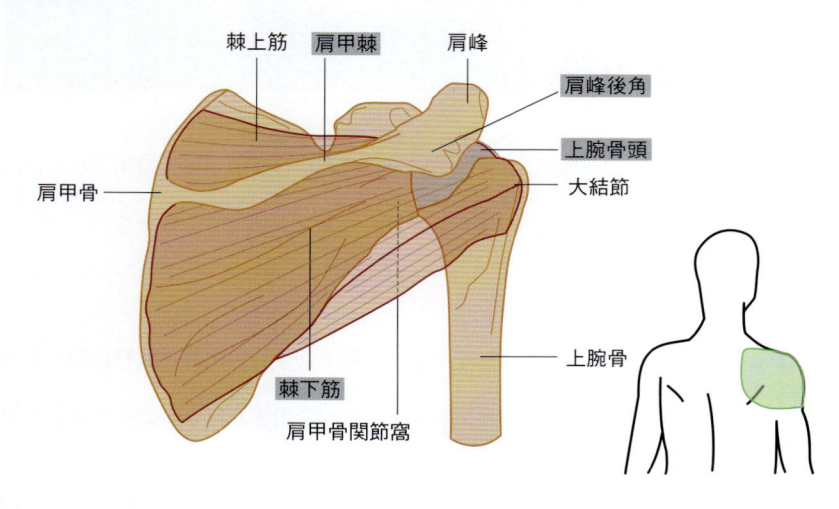

解 剖 図

エコー像の解釈

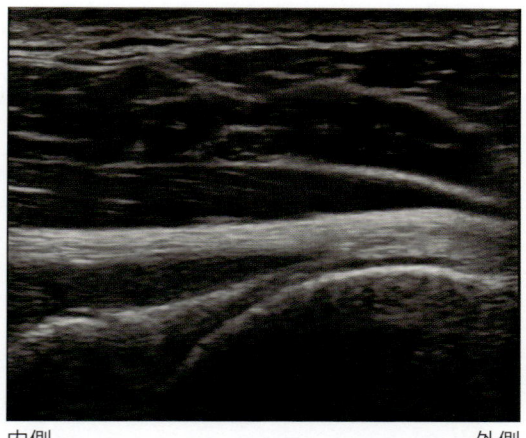

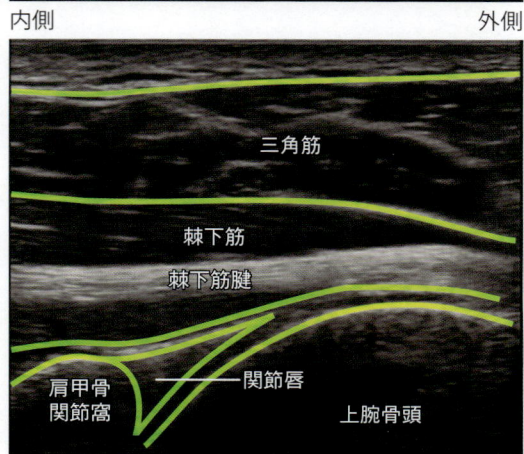

内側　　　　　　　　　　　外側

三角筋
棘下筋
棘下筋腱
肩甲骨関節窩　関節唇　上腕骨頭

- 上腕骨頭と肩甲骨関節窩の間に関節唇の線維軟骨が高エコーの三角形として描出されるが，アニソトロピーの影響を受ける．
- 棘下筋腱はフィブリラーパターンで描出される．
- 骨頭表面には硝子軟骨の無エコー層が描出される．

ワンポイントアドバイス

- 滑液貯留や滑膜肥厚は棘下筋と骨頭の間に描出される．
- 他動的に外旋(肩を開く)を行ってこのスペースをたるませると検出されやすくなる．
- 深部にあるため血流シグナルの検出感度は低い．
- 背部から骨頭が同定しにくい場合は前方で同定した骨頭を側方→後方とプローブを移動させることで描出できる．

D | 肩関節　おさえておくべき疾患

関節リウマチ（肩甲上腕関節背側，パワードプラ，p89 参照）

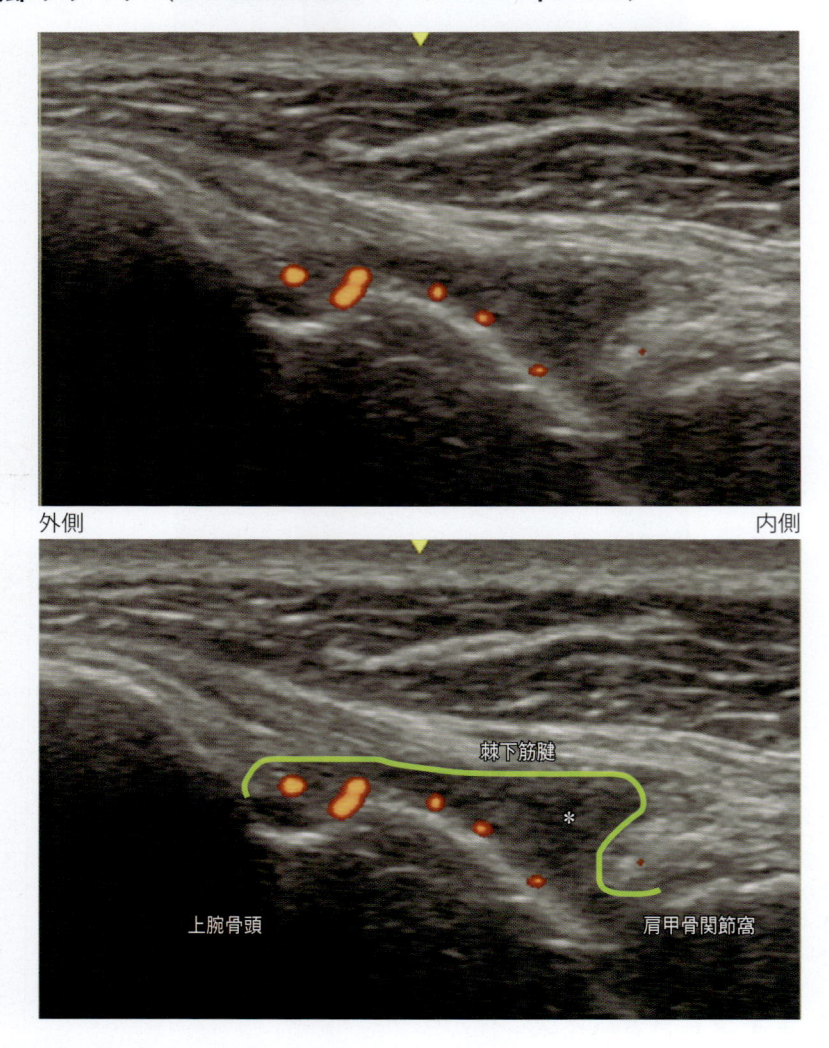

外側　　　　　　　　　　　　　　内側

棘下筋腱
上腕骨頭　　　　　　　　　肩甲骨関節窩

- 中等度の滑液貯留 / 滑膜肥厚（*）と軽度の血流増加を認める．関節唇は不明瞭化している．関節を外旋して撮像している．

リウマチ性多発筋痛症（肩前面横断像，パワードプラ，p81 参照）

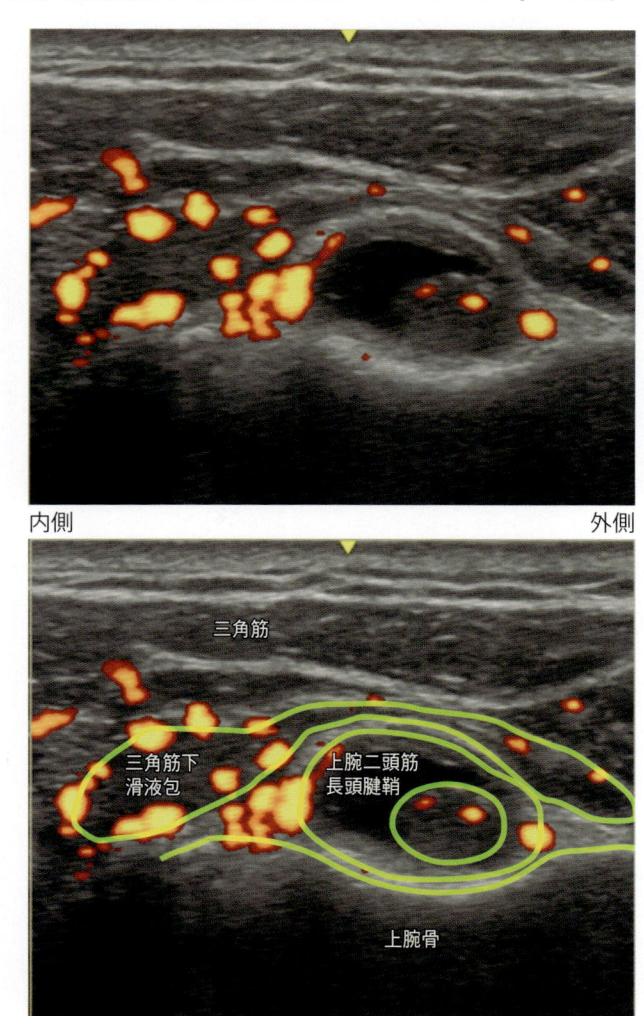

内側　　　　　　　　　　外側

三角筋
三角筋下滑液包
上腕二頭筋長頭腱鞘
上腕骨

- 上腕二頭筋長頭腱鞘の滑液貯留による拡張と，その表層に三角筋下滑液包の拡張を認める．両者に血流増加がみられている．

| E | 股関節

肉眼・触診でランドマークを確認する方法

体表のランドマーク

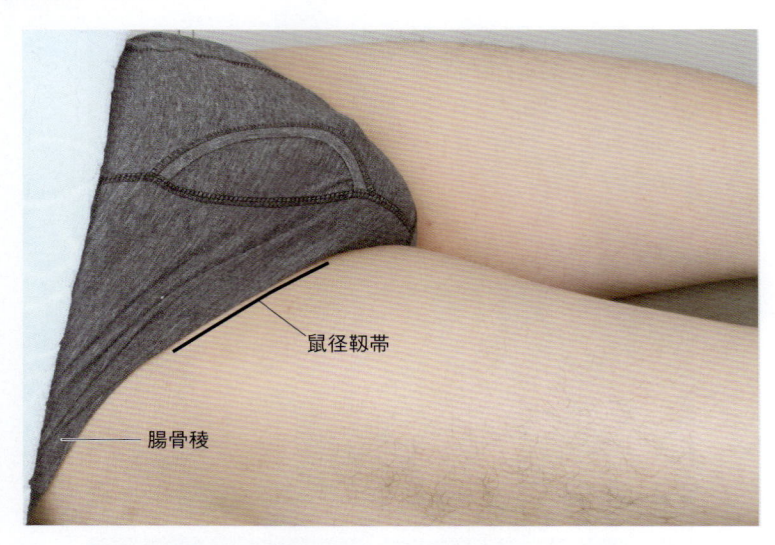

鼠径靱帯

腸骨稜

- 腸骨稜と股間を結ぶ鼠径靱帯の中点付近，やや外下方に大腿骨頸部が存在する．
- 鼠径靱帯の中点付近の高さで，大腿の外側面の皮下に骨隆起として大転子を触れる．

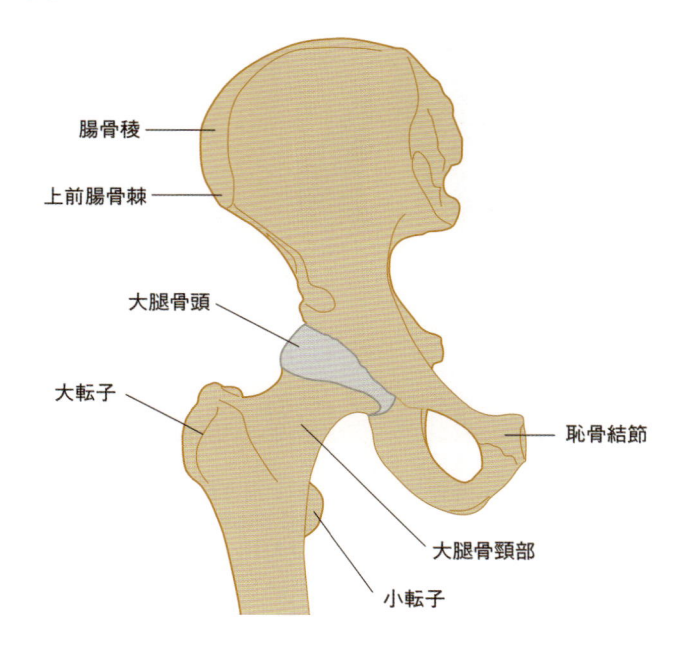

解 剖 図

- 腸骨稜
- 上前腸骨棘
- 大腿骨頭
- 大転子
- 恥骨結節
- 大腿骨頸部
- 小転子

E｜股関節　股関節（前方関節窩）／縦断像

撮像のコツ・考え方

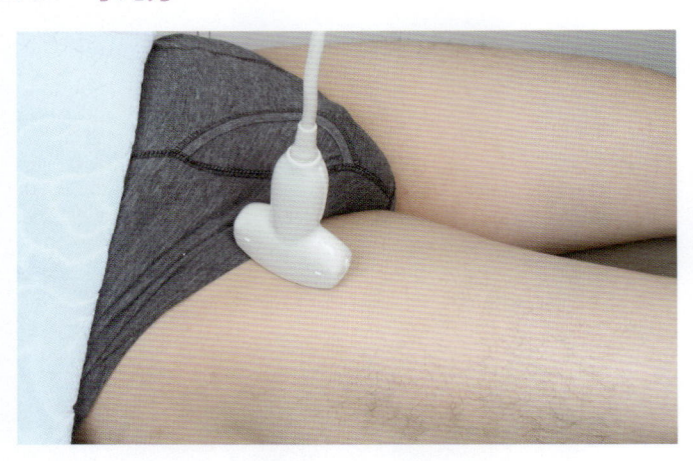

- 仰臥位で，下肢を伸展位かつやや外転位にすると滑液貯留が観察しやすい．
- プローブは大腿骨軸に対して45度回転し大腿骨頸部の長軸方向に平行にあてる．
- 観察部位が非常に深いため周波数が低い（5〜7 MHz）プローブ，あるいはコンベックスプローブを用いると観察しやすい．

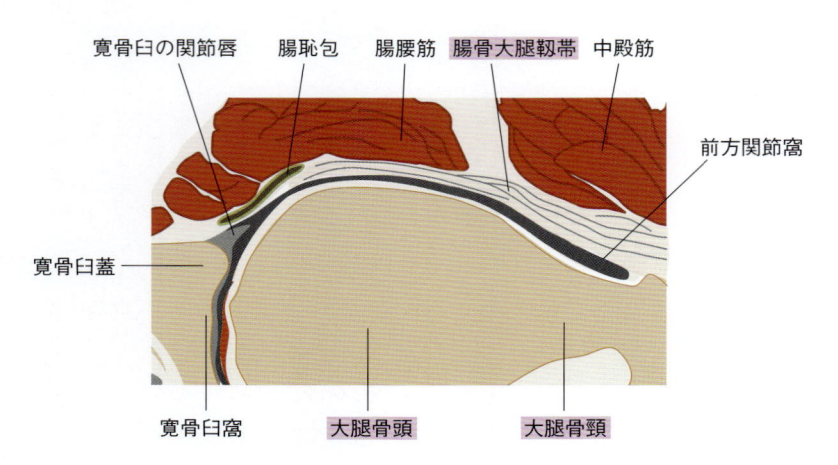

解 剖 図

寛骨臼の関節唇　腸恥包　腸腰筋　腸骨大腿靱帯　中殿筋

前方関節窩

寛骨臼蓋

寛骨臼窩　大腿骨頭　大腿骨頸

エコー像の解釈

近位　　　　　　　　　　　　　　遠位

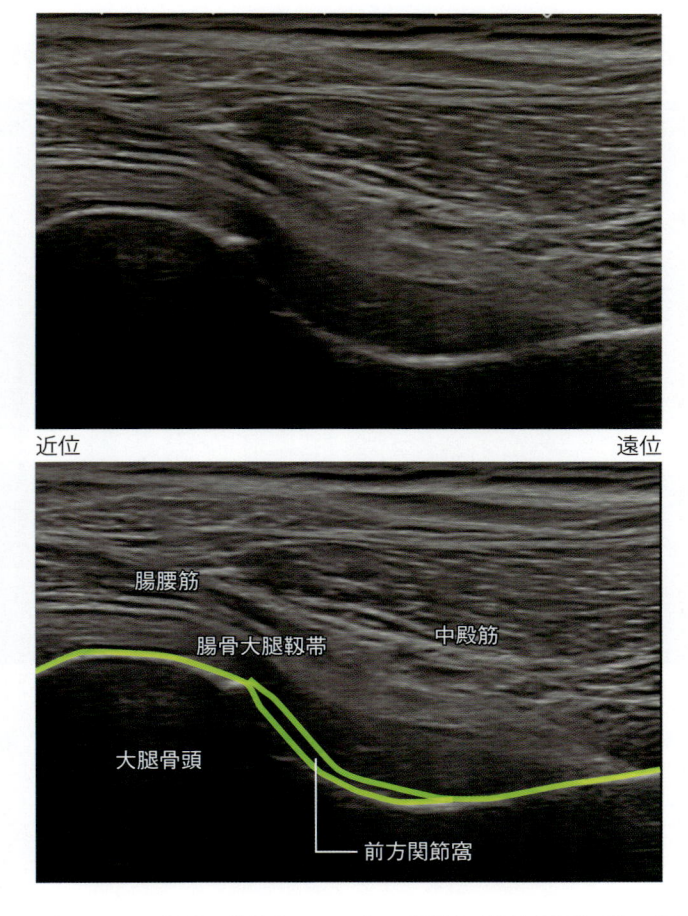

腸腰筋
腸骨大腿靱帯　　　　中殿筋
大腿骨頭
前方関節窩

- 臼蓋，大腿骨頭とその表層に帯状高エコー像の関節包（腸骨大腿靱帯）が観察できる．臼蓋と関節包の間に関節唇が三角形の高エコー像として描出される．前方関節窩が無〜低エコー域の関節腔として観察される．
- 血流シグナルの検出感度が低いため，グレースケールでの評価が中心となる．
- 大腿骨前方の滑液貯留や滑膜肥厚は大腿骨頸部前方，前方関節窩にて評価する．

ワンポイントアドバイス

- 臼蓋により形成される後方陰影のために股関節全体像の観察は困難であり，適宜CTやMRIでの精査が必要となる．

E｜股関節　おさえておくべき疾患

リウマチ性多発筋痛症（股関節前方関節窩縦断像，パワードプラ，p95 参照）

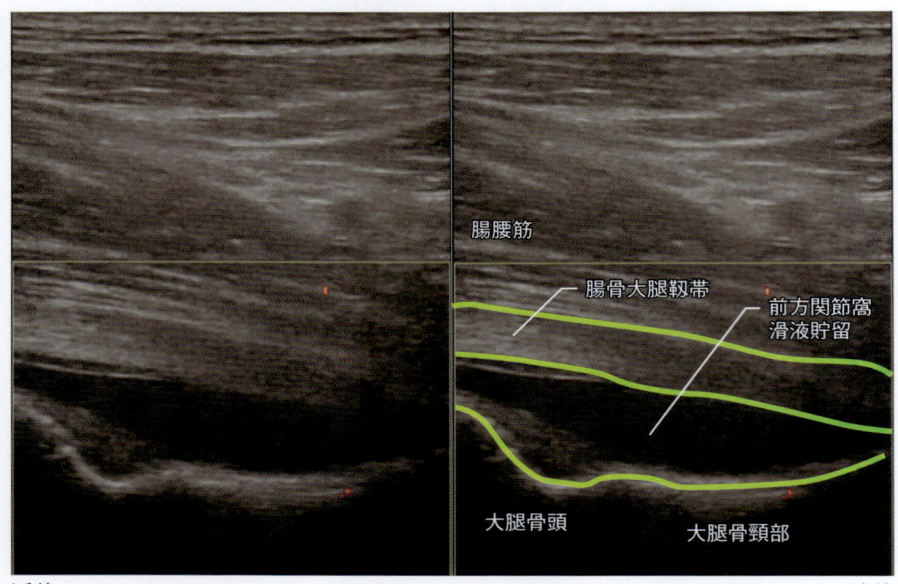

近位　　　　　　　　　　　　　　　　　　　　　　　　　　遠位

- 大腿骨頸部の長軸に合わせた断面．前方関節窩に多量の滑液貯留を認め，関節包が押し上げられている．

関節リウマチ（股関節前方関節窩縦断像，p95参照）

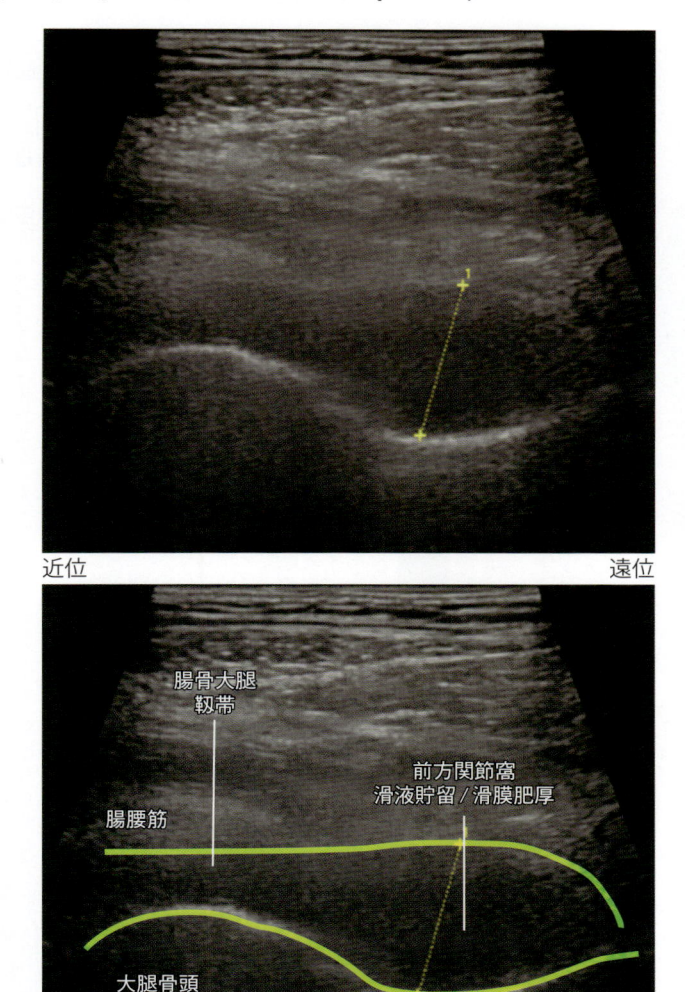

近位　　　　　　　　　　　　遠位

腸骨大腿靱帯
腸腰筋
前方関節窩滑液貯留/滑膜肥厚
大腿骨頭
大腿骨頸部

- 大腿骨頸部の長軸に合わせた断面．前方関節窩に滑液貯留あるいは滑膜肥厚を認め，関節包が押し上げられている．腸骨大腿靱帯と滑膜腔の境界は不明瞭である．

F｜膝関節

肉眼・触診でランドマークを確認する方法

体表のランドマーク（伸側，右膝）

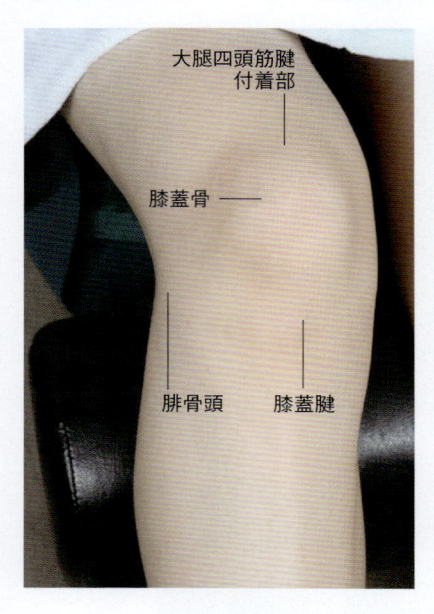

大腿四頭筋腱付着部
膝蓋骨
腓骨頭
膝蓋腱

- 円形の膝蓋骨は全体を触知できる．
- 膝蓋骨上極に付着する大腿四頭筋腱は筋を収縮すると触知しやすい．
- 膝蓋骨上から大腿への移行部はやや下に凹み，同部位の四頭筋腱下には膝蓋上嚢が存在している．
- 内・外の関節裂隙，腓骨頭，膝蓋腱が触知可能である．

解剖図（伸側，右膝）

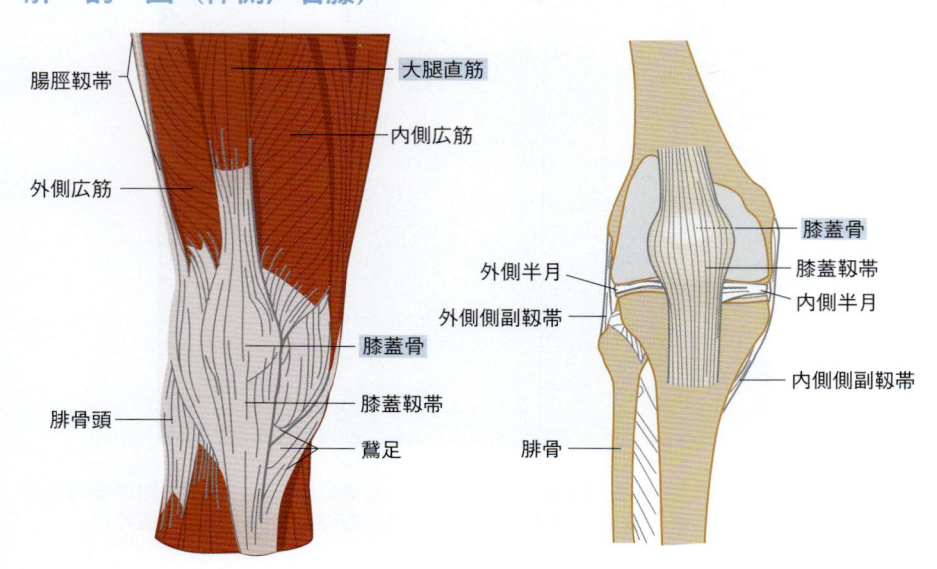

腸脛靱帯
大腿直筋
内側広筋
外側広筋
膝蓋骨
膝蓋靱帯
腓骨頭
鵞足

膝蓋骨
外側半月
膝蓋靱帯
外側側副靱帯
内側半月
内側側副靱帯
腓骨

体表のランドマーク（屈側，左膝）

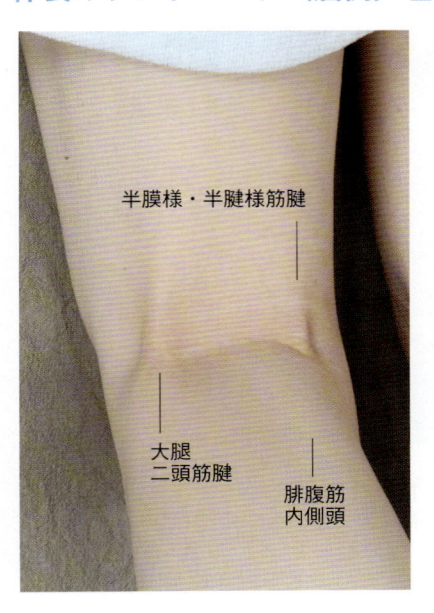

- 腓腹筋内側頭，半膜様・半腱様筋腱が触知可能である．

画像ラベル：
- 半膜様・半腱様筋腱
- 大腿二頭筋腱
- 腓腹筋内側頭

解　剖　図（屈側，左膝）

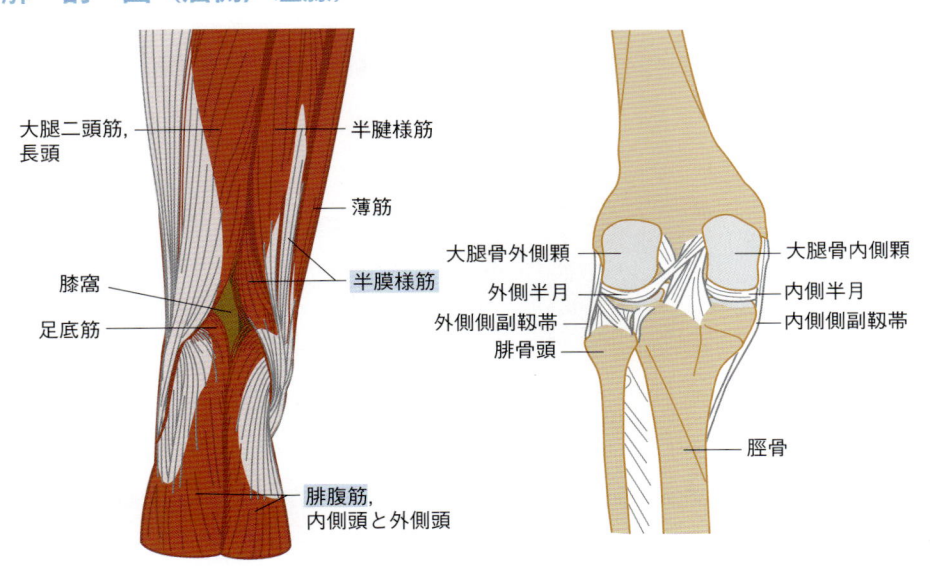

左図ラベル：
- 大腿二頭筋，長頭
- 膝窩
- 足底筋
- 半腱様筋
- 薄筋
- 半膜様筋
- 腓腹筋，内側頭と外側頭

右図ラベル：
- 大腿骨外側顆
- 外側半月
- 外側側副靱帯
- 腓骨頭
- 大腿骨内側顆
- 内側半月
- 内側側副靱帯
- 脛骨

F　膝関節

Ⅱ　関節エコーの撮像法をおさえる

F｜膝関節

膝蓋上窩／縦断像

撮像のコツ・考え方

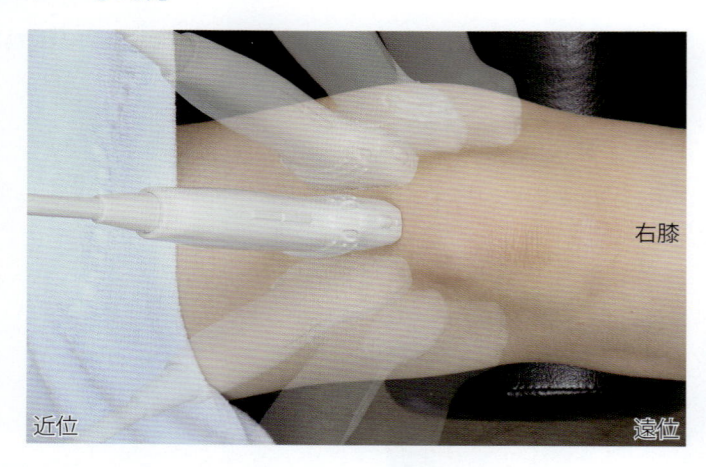

- 仰臥位の姿勢で，膝蓋骨の近位部にて縦断・横断像の観察を行う．
- 膝下に枕などを入れ，膝の角度を約30度屈曲位にして撮像することで，伸筋腱のアニソトロピーを軽減できる．
- 観察部位が小関節観察時より深いため周波数，フォーカスを調整する．

解 剖 図

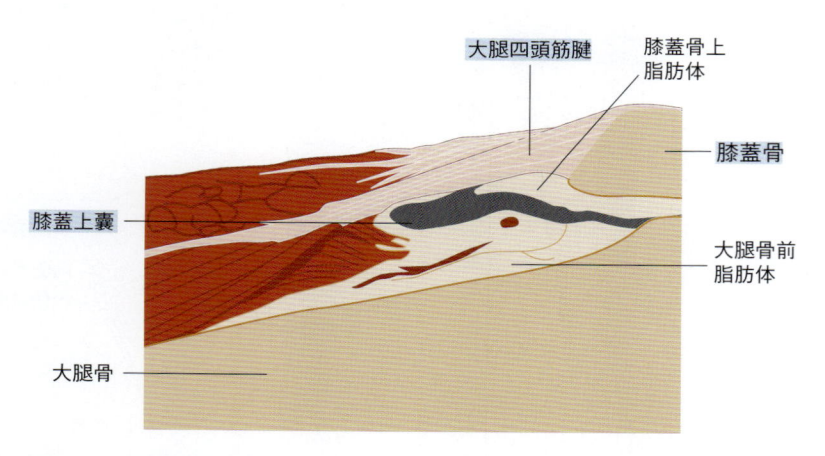

- 膝蓋骨，大腿四頭筋，膝蓋上囊，大腿骨，膝蓋骨上脂肪体，大腿骨前脂肪体を確認する．

エコー像の解釈

近位　　　　　　　　　　　　　　　　遠位

大腿四頭筋
膝蓋上嚢
膝蓋骨
膝蓋骨上脂肪体
大腿骨前脂肪体
大腿骨

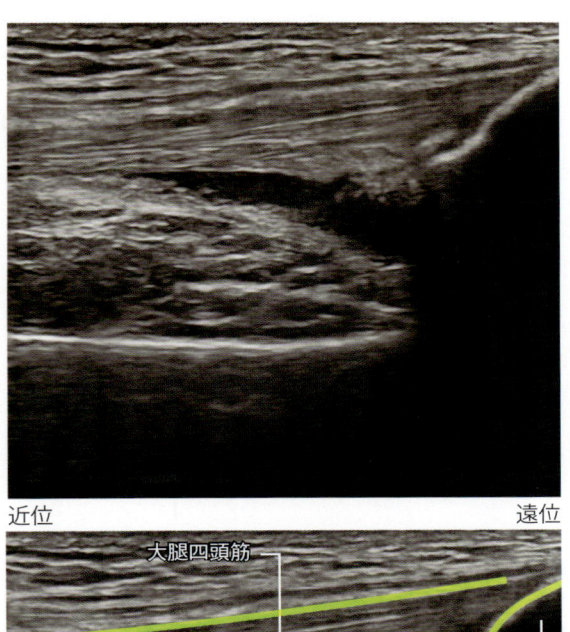

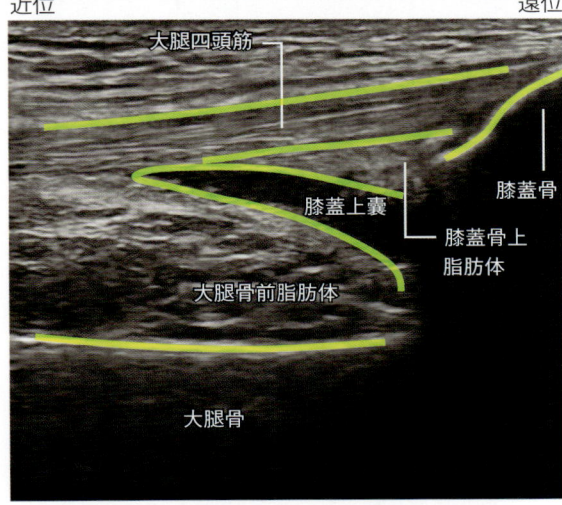

- 膝下の枕に膝の裏を押しつけるように大腿四頭筋に力を入れて観察すると，関節液がより明瞭に観察できる．
- 観察部位が深くドプラシグナルは検出されにくい．
- 脂肪内の正常血管を病的血流シグナルとして見誤らないように注意する．

ワンポイントアドバイス

- 正中よりやや内側，外側の浅い部位で滑液貯留，滑膜肥厚がより明瞭に観察されやすく，ドプラ検出感度も高い．

F｜膝関節　膝蓋上窩（内・外側傍膝蓋窩）／横断像

撮像のコツ・考え方

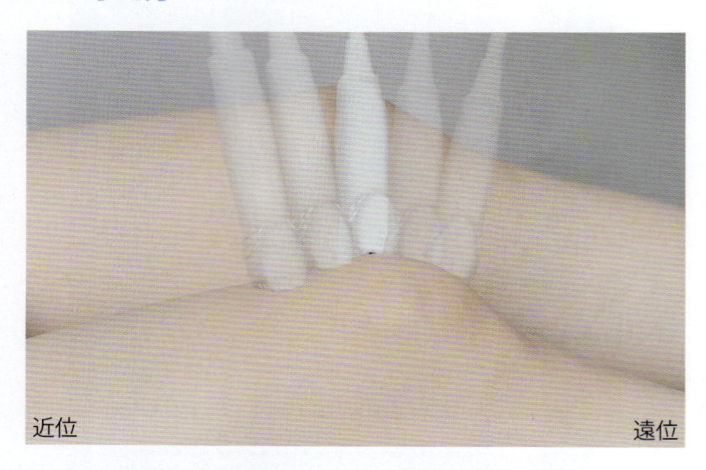

近位　　　　　　　　　　　　　　　　　　　　遠位

- 膝伸展位にて膝蓋骨内・外側を観察し高エコー輝度の膝蓋支帯，膝蓋上嚢内・外側の関節腔を描出する．
- 浅層の観察のためプローブの圧で関節腔をつぶさないように観察する．

解　剖　図（内側）

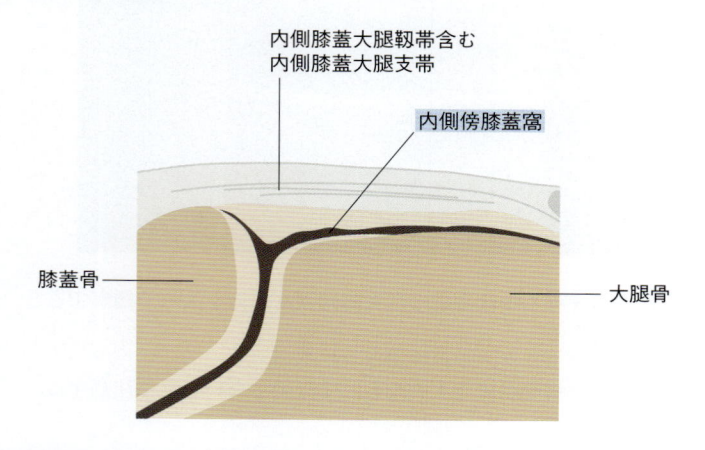

内側膝蓋大腿靱帯含む
内側膝蓋大腿支帯

内側傍膝蓋窩

膝蓋骨　　　　　　　　　　　　　　　　　大腿骨

- 膝蓋骨，大腿骨内顆，内側膝蓋大腿靱帯含む内側膝蓋大腿支帯，関節腔を確認する．

エコー像の解釈（内側）

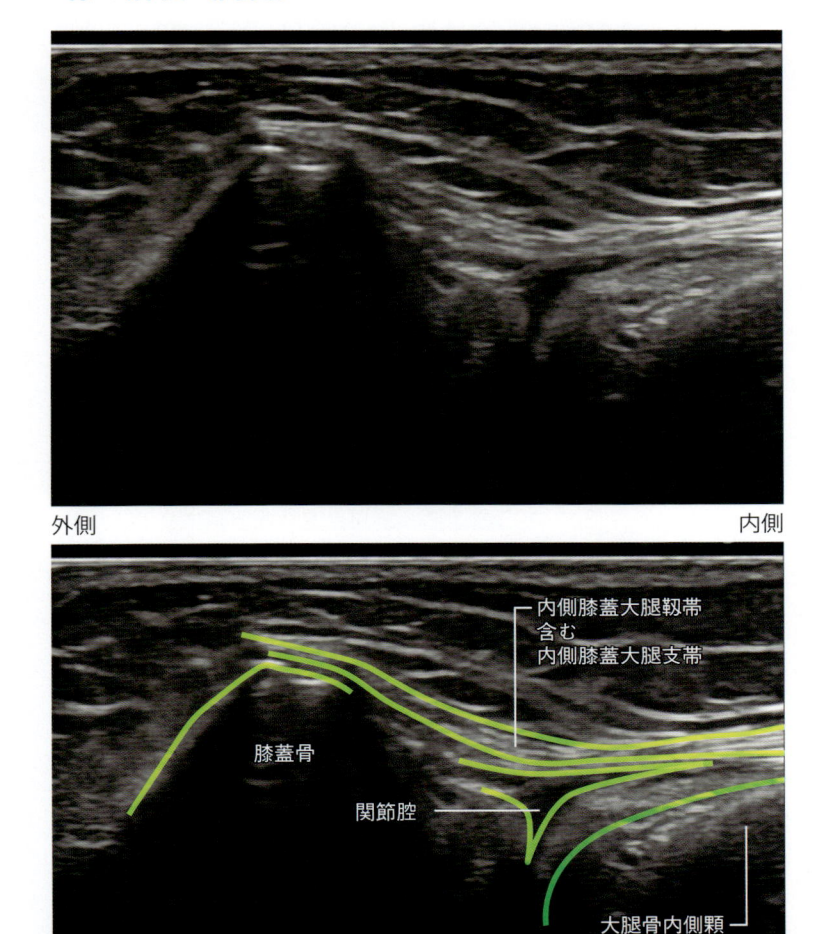

外側　　　　　　　　　　　　　内側

内側膝蓋大腿靱帯
含む
内側膝蓋大腿支帯

膝蓋骨

関節腔

大腿骨内側顆

- 浅層のため血流シグナル所見の感度が高い．

ワンポイントアドバイス

- 膝関節を完全屈曲位にして大腿骨遠位部にプローブをあてることにより，大腿骨内側顆・外側顆の硝子軟骨，軟骨下骨の形態を観察することができる．

F｜膝関節

膝関節─内側／縦断像

撮像のコツ・考え方

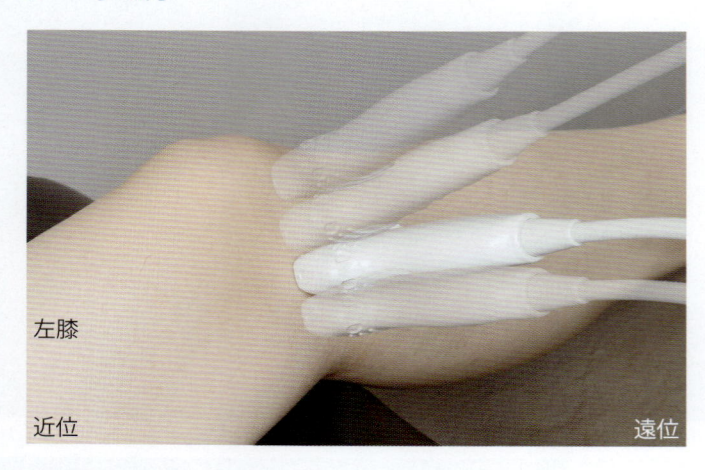

左膝
近位　　　　　　　　　　　　　　　　　遠位

- 仰臥位にて股関節を外旋すると内側膝関節の観察が容易となる．
- 関節裂隙レベルは膝蓋骨下縁の高さに相当する．
- 観察部位が膝蓋上嚢観察時より浅層のため，深度とフォーカスを確認する．
- 大腿骨顆部，脛骨近位の輪郭を確認する．

解 剖 図

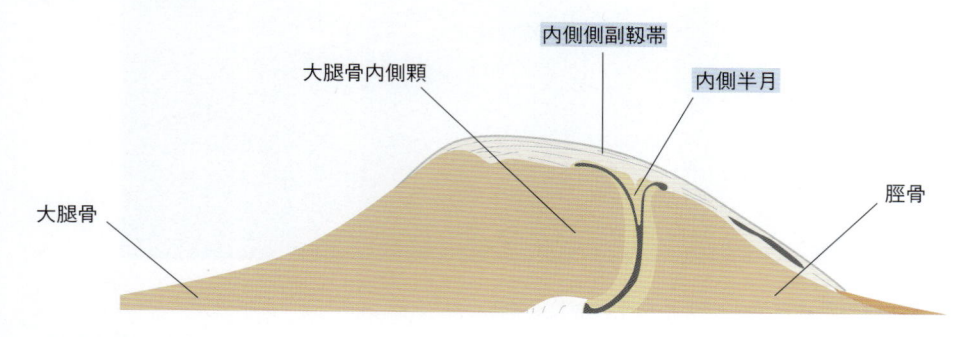

大腿骨内側顆　内側側副靱帯　内側半月　脛骨
大腿骨

- 内側側副靱帯，大腿骨，脛骨，半月板を把握する．

エコー像の解釈

(図中ラベル: 近位 / 遠位 / 内側側副靱帯 / 大腿骨 / 脛骨 / 半月)

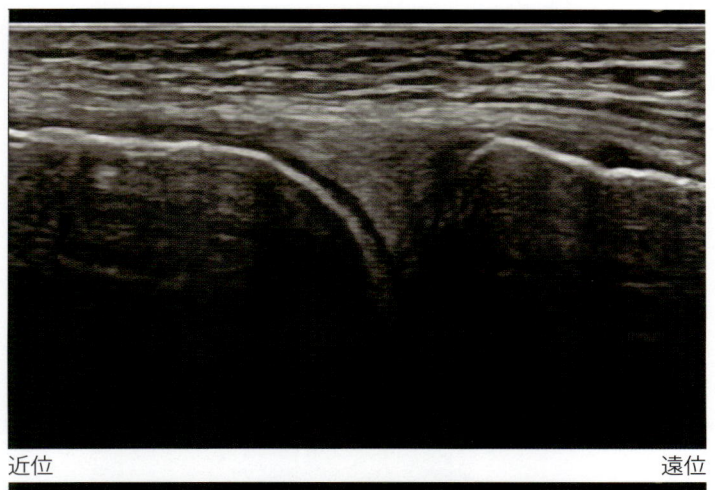

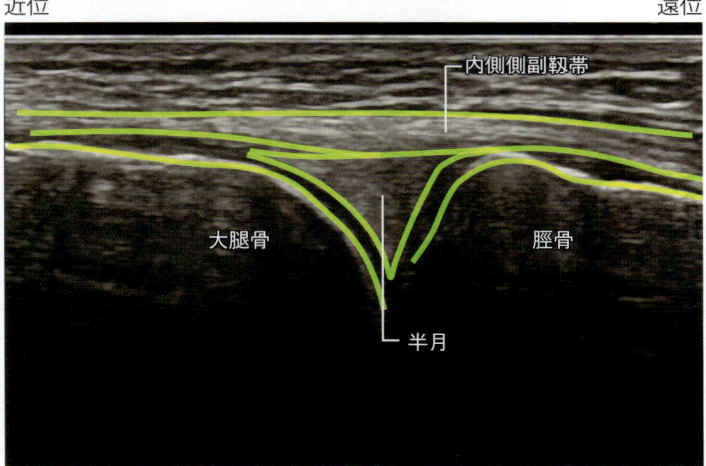

- 内側側副靱帯はフィブリラーパターンを呈し，半月板は三角形の高エコー像を呈する．半月板をはさむ無エコー像が関節軟骨である．
- 内側側副靱帯には浅層と深層が存在し，深層は半月板に連続する．

ワンポイントアドバイス

- 変形性関節症の骨棘形成は，X線より早期に検出できる．
- 半月板の脱臼や内部の石灰化の有無の観察も可能である．
- 内側側副靱帯の脛骨付着部を鵞足（表層から縫工筋腱，薄筋腱，半腱様筋腱）が覆い，両者の間には滑液包が存在するが，健常人では抽出されない．

F｜膝関節

膝関節―外側／縦断像

撮像のコツ・考え方

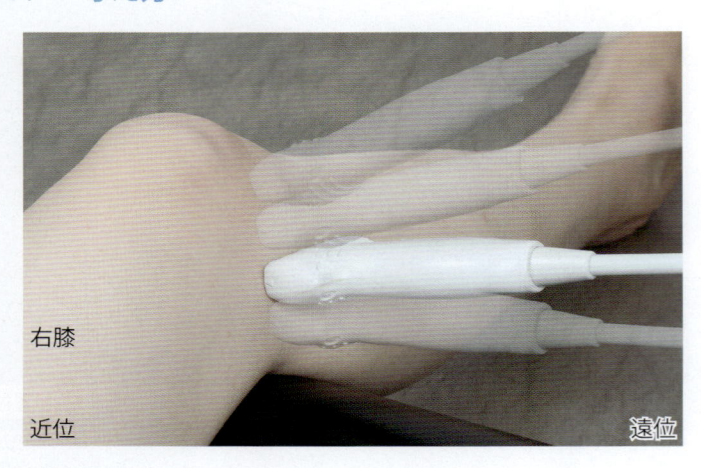

右膝
近位
遠位

- 仰臥位にて股関節を内旋するか，側臥位で観察する．
- 外側側副靱帯は大腿骨外側上顆と腓骨頭を連結する靱帯であり，大腿骨外側上顆から斜め後下方に膝窩筋溝を越え走行する．

解 剖 図（内側）

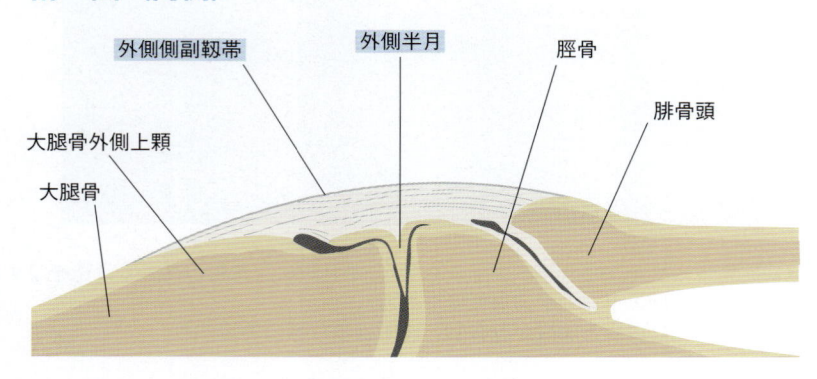

外側側副靱帯　外側半月　脛骨
大腿骨外側上顆　　　　　　腓骨頭
大腿骨

- 大腿骨外側上顆，腓骨頭，膝窩筋溝，膝窩筋腱，大腿骨外側側副靱帯，半月板を把握する．

エコー像の解釈

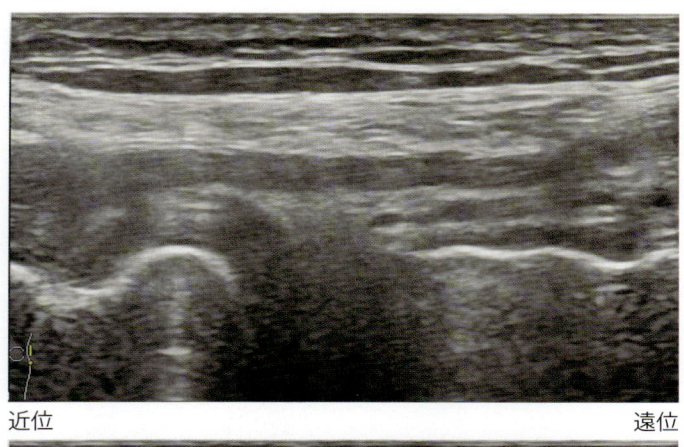

近位　　　　　　　　　　　　　　　　　　　遠位

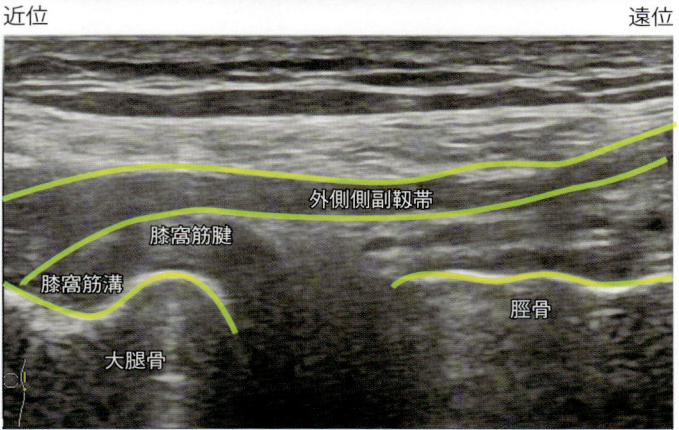

外側側副靱帯
膝窩筋腱
膝窩筋溝
大腿骨
脛骨

- 外側側副靱帯はフィブリラーパターンの構造物として描出される．
- 内側と異なり，外側側副靱帯と外側半月板は密に結合していない．
- 外側側副靱帯の撮像面では半月板の描出を行うことは困難で，やや伸側の位置に三角形の高エコー像として描出できる．

ワンポイントアドバイス

- 外側側副靱帯は，腱の内反にてアニソトロピーを軽減すると観察しやすい．
- 膝窩筋腱のアニソトロピーを低エコー病変と間違えないようにプローブの角度を変えて確認する．
- 外側側副靱帯のやや伸側に腸脛靱帯が存在し，見間違うことが多い．
停止部が前者は腓骨頭，後者は脛骨であることからも区別できる．

F｜膝関節　膝関節─屈側／横断像

撮像のコツ・考え方

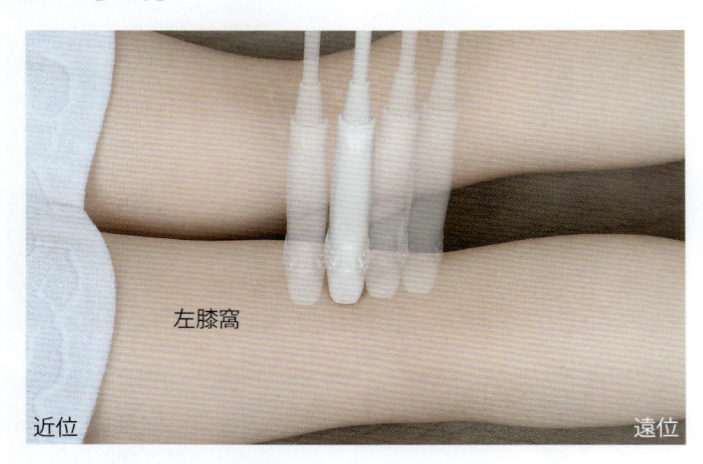

左膝窩
近位　　遠位

- 腹臥位で観察し，横断像から開始すると描出が容易である．
- 触診で半膜様筋腱と腓腹筋内側頭を同定しこの部位にプローブを水平にあてる．
- 大腿骨内側顆を同定し，直上に位置する半膜様筋（アニソトロピーを呈する）と腓腹筋内側頭の間から体表へ向かい膨隆するベーカー嚢胞の有無を観察する．

解　剖　図（内側）

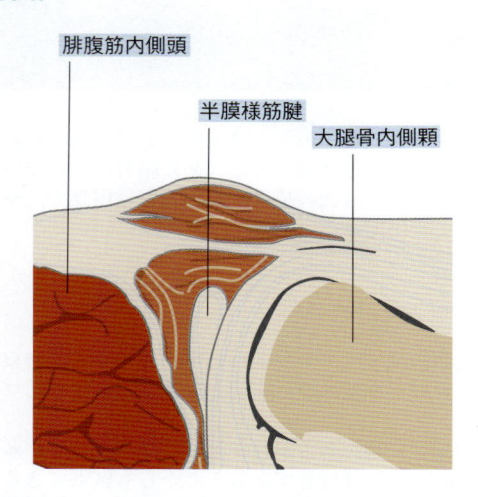

腓腹筋内側頭
半膜様筋腱
大腿骨内側顆

- 腓腹筋内側頭と半膜様筋腱，大腿骨内側顆の位置を把握する．

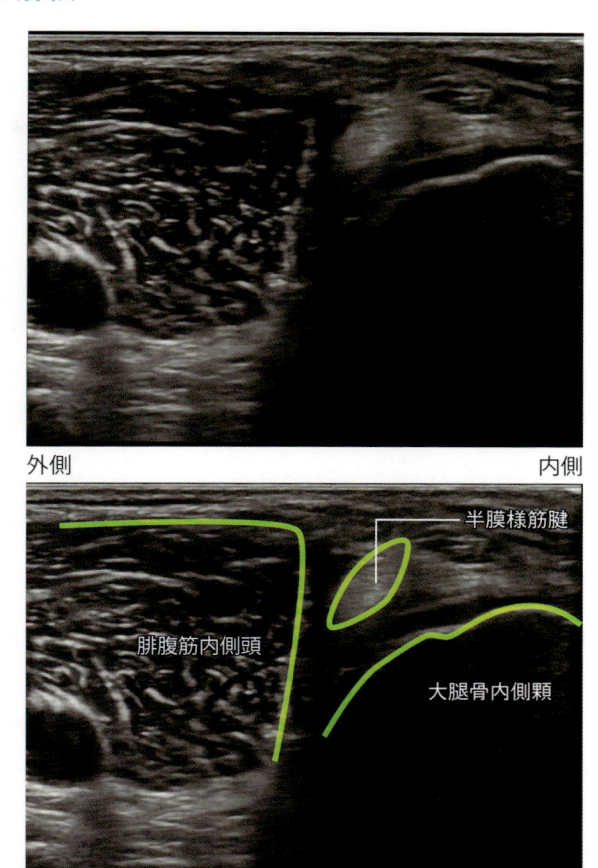

エコー像の解釈

外側　　　　　　　　　　　　　　　内側

半膜様筋腱
腓腹筋内側頭
大腿骨内側顆

- ベーカー囊胞は境界明瞭な低エコー像として描出される．
- 変形性関節症などの非炎症性疾患が原因の場合，ベーカー囊胞の内部はほぼ無エコーで，関節リウマチなどの炎症性疾患では滑膜増生を伴い一部高エコーを呈しドプラシグナルが観察されうる．

ワンポイントアドバイス

- ベーカー囊胞が破裂した場合には，疼痛腫脹部位に一致して皮下に低エコー像の広がりが観察される．
- 腓腹筋内側頭の内側，半膜様筋腱の表層に描出される半腱様筋腱のアニソトロピーをベーカー囊胞と誤って解釈しないように注意する．

F｜膝関節　　**膝蓋腱／縦断像**

撮像のコツ・考え方

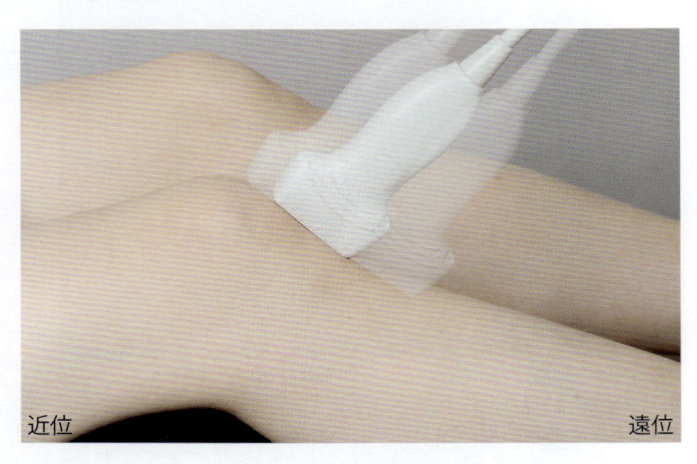

近位　　　　　　　　　　　　　　　　　　　　遠位

- 膝関節は軽度屈曲位で，膝蓋骨遠位へ長軸方向にプローブをあてる．
- 仰臥位で膝を屈曲することで，腱を伸張しアニソトロピーを避ける．
- 血流シグナル観察時は膝を伸展し，腱の張りをゆるめることで検出感度が上昇する．

解 剖 図

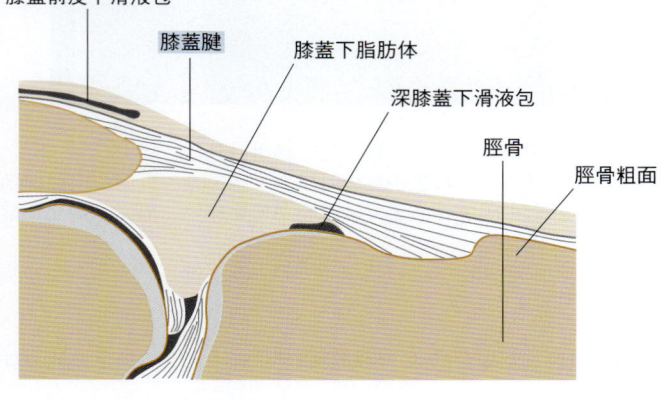

膝蓋前皮下滑液包　　膝蓋腱　　膝蓋下脂肪体　　深膝蓋下滑液包　　脛骨　　脛骨粗面

- 膝蓋腱，膝蓋骨腱付着部，脛骨粗面腱付着部を確認し，膝蓋腱の深層には膝蓋下脂肪体(Hoffa's fat pad)，両者間の末梢側には深膝蓋下滑液包を認める．

エコー像の解釈

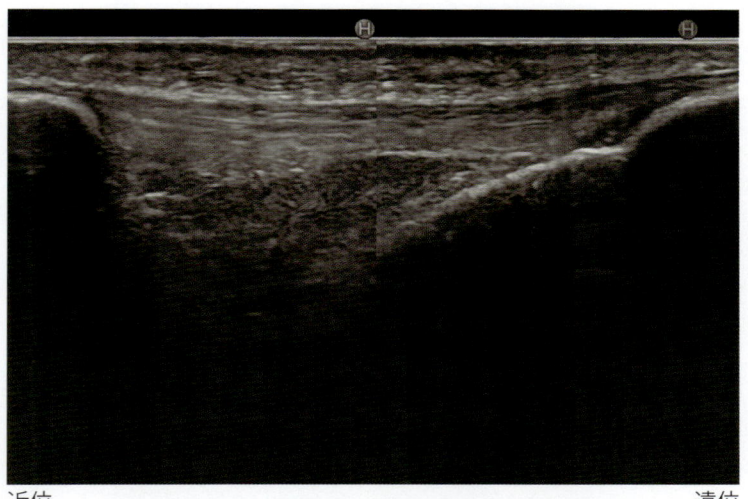

近位　　　　　　　　　　　　　　　　　　　　　　　遠位

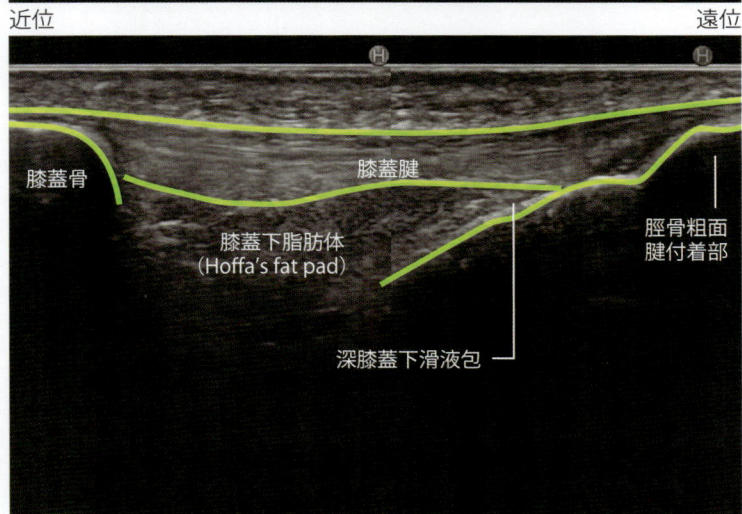

膝蓋骨　　　　　　　　　　膝蓋腱　　　　　　　　　脛骨粗面
　　　　　　　膝蓋下脂肪体　　　　　　　　　　　　腱付着部
　　　　　　　(Hoffa's fat pad)

　　　　　　　　　　　　　深膝蓋下滑液包

- 病的所見として腱の腫脹，エコー輝度低下，フィブリラーパターンの消失，石灰化，腱付着部の骨表不整，びらん，ドプラシグナルの有無を観察する．
- 深膝蓋下滑液包の病的所見の有無も確認する．健常者においても少量の滑液が観察されうる．

ワンポイントアドバイス

- 血清反応陰性脊椎関節症の鑑別と疾患活動性の判断に，腱付着部の所見が有用である．

F｜膝関節

おさえておくべき疾患

関節リウマチ（膝関節内側縦断像，パワードプラ，p105 参照）

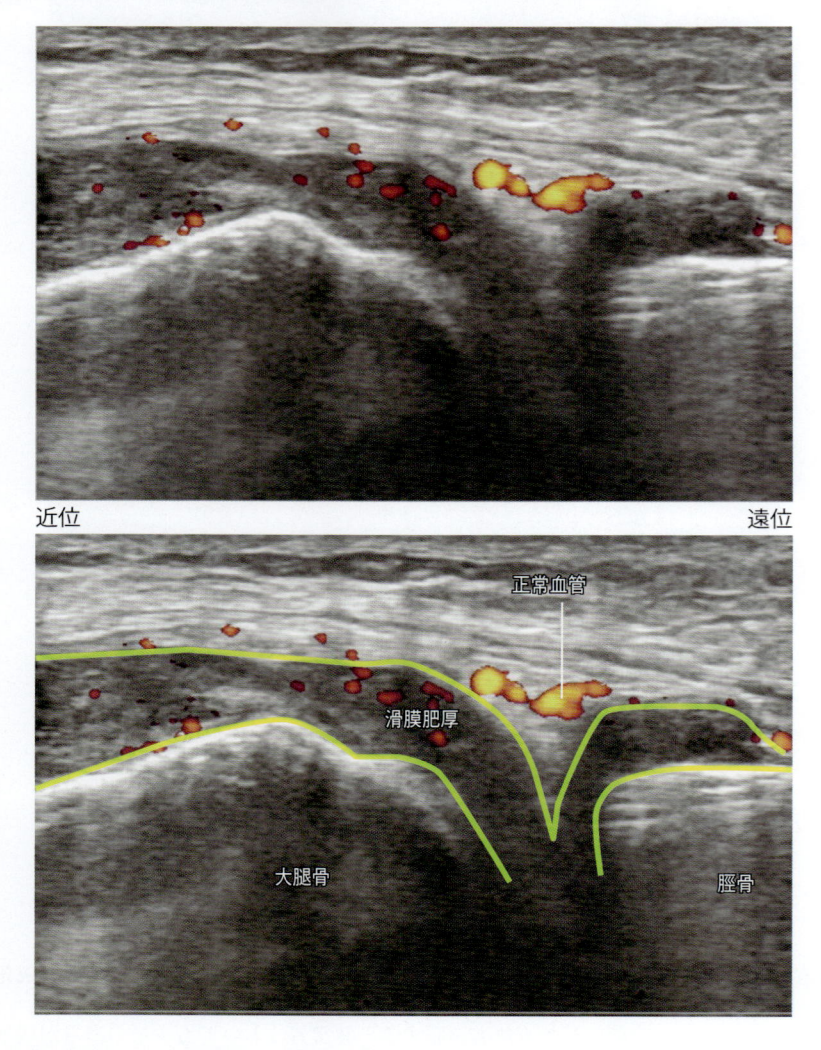

近位　　　　　　　　　　　　　　　　　　遠位

正常血管
滑膜肥厚
大腿骨　　　　　　　　　　　　　　　　　脛骨

- 滑液貯留あるいは滑膜肥厚が関節周辺の無～低エコー領域として描出され，血流シグナルを伴っていることから活動性があると考えられる．

変形性膝関節症 （膝関節内側縦断像，p105 参照）

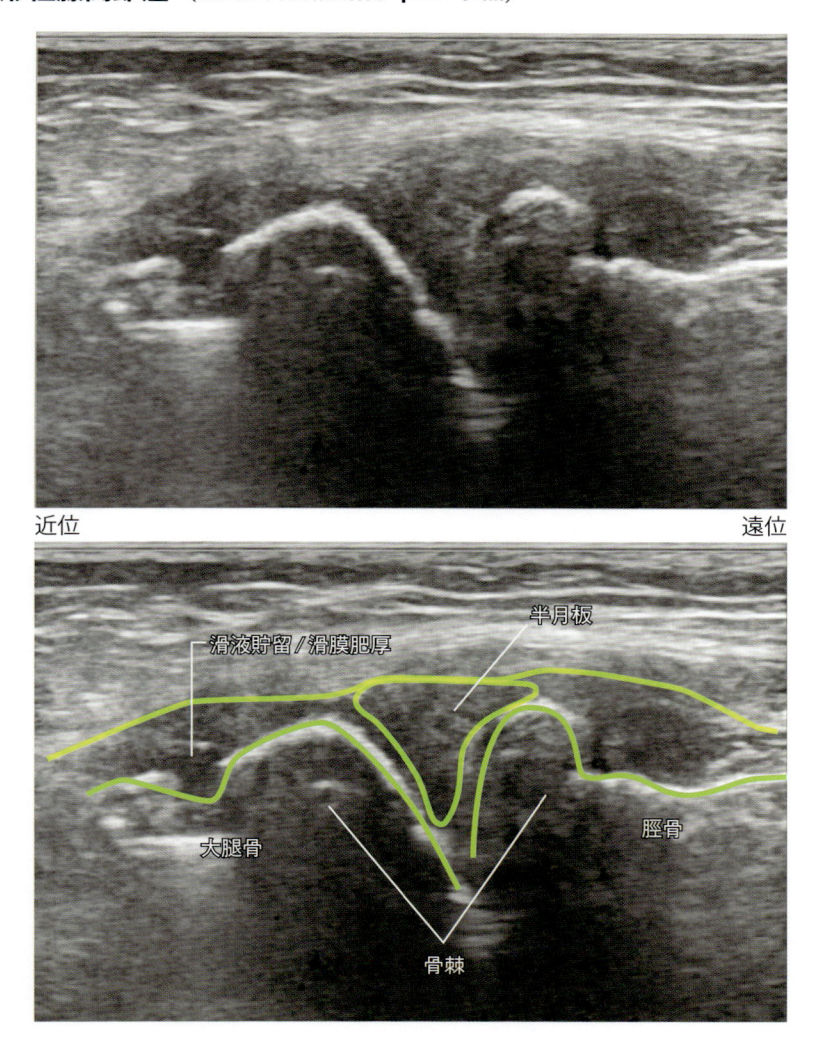

近位　　　　　　　　　　　　　　　　　　　　　　　　　　遠位

滑液貯留／滑膜肥厚　　半月板　　大腿骨　　脛骨　　骨棘

- 大腿骨と脛骨に骨棘形成を認め，関節裂隙の狭小化，半月板の脱臼を伴っている．

偽痛風（仰臥位として膝関節を完全屈曲位とし大腿骨顆部を伸側から観察，p103参照）

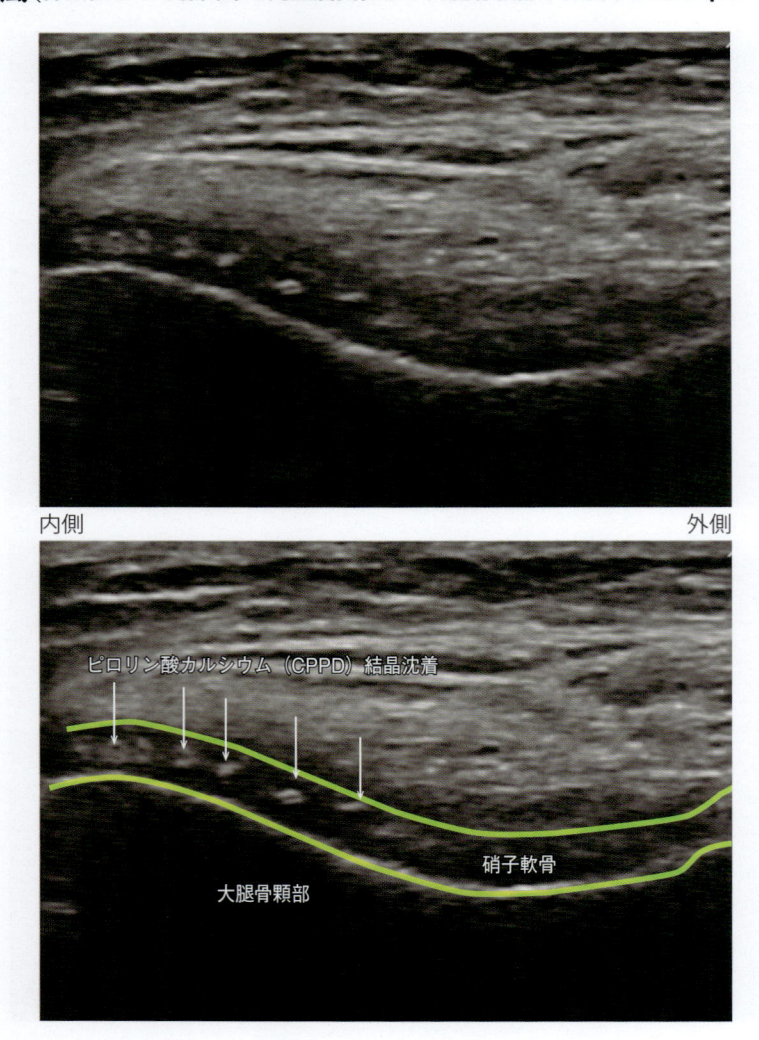

内側　　　　　　　　　　　　　　　　　外側

ピロリン酸カルシウム（CPPD）結晶沈着

硝子軟骨

大腿骨顆部

- 大腿骨顆部硝子軟骨内部に不整形な高輝度スポットを複数認める（矢印）．硝子軟骨の内部に結晶沈着が起こることが特徴で，痛風で観察される結晶沈着（硝子軟骨表面への層状の沈着）とは異なる．

ベーカー囊胞（膝関節屈側横断像，p109 参照）

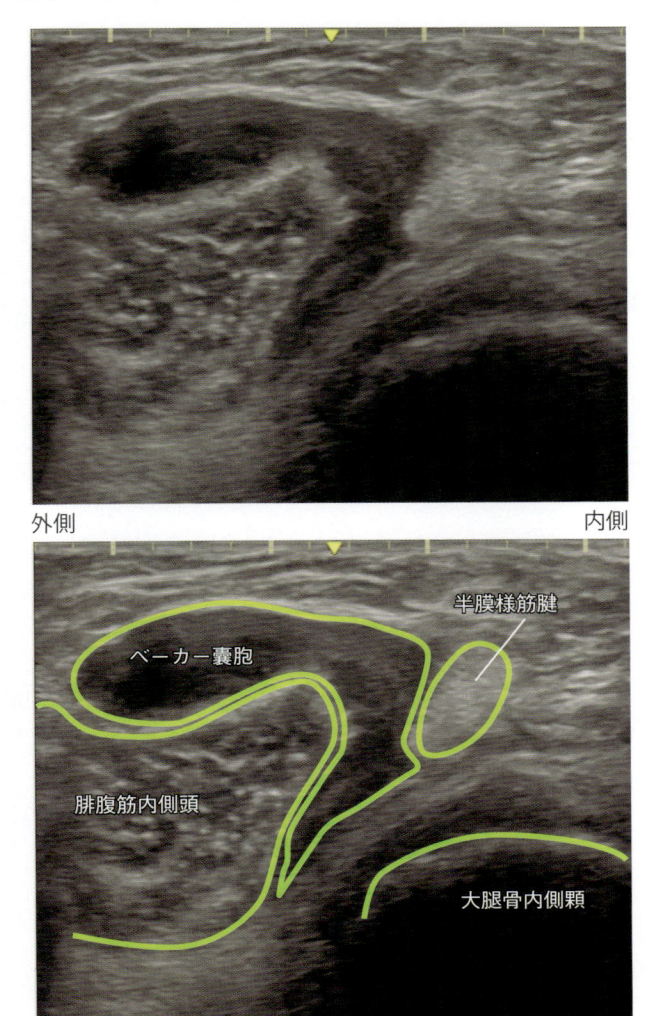

外側　　　　　　　　　　　　　　内側

半膜様筋腱
ベーカー囊胞
腓腹筋内側頭
大腿骨内側顆

- 大腿骨内側窩の表層に腓腹筋内側頭と半膜様筋腱の間から腓腹筋内側頭を包むように小さめのベーカー囊胞を認める．

G｜足関節・足趾　　**肉眼・触診でランドマークを確認する方法**

体表のランドマーク

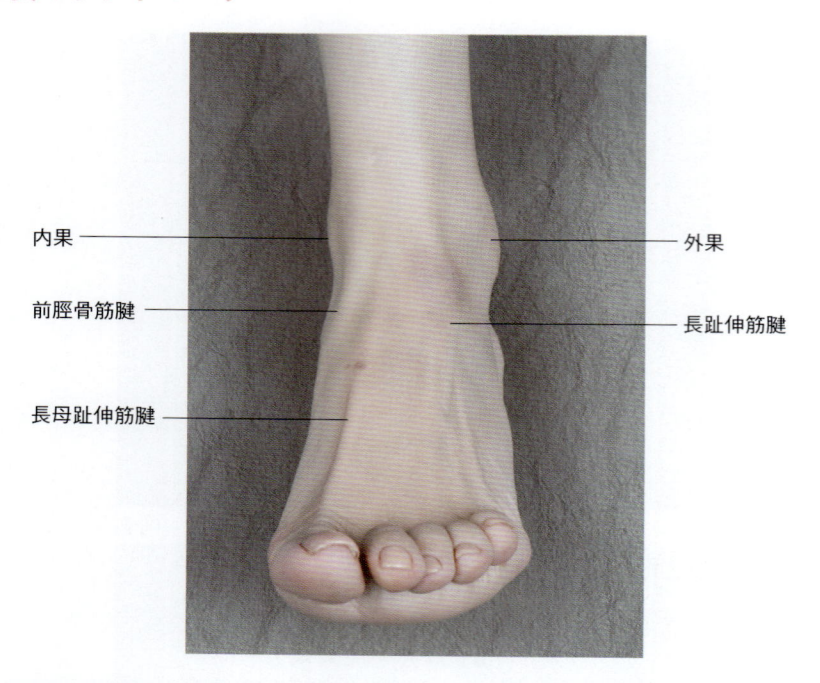

- 内果
- 前脛骨筋腱
- 長母趾伸筋腱
- 外果
- 長趾伸筋腱

- 足関節の内果と外果を結ぶ皮膚上の最短ライン中点付近の凹みに距腿関節が位置し，前脛骨筋腱は，足の背屈・内反にて，コードのような構造物として皮下に観察・触診できる．
- 自・他動しながら触知することで，伸筋腱の把握が可能である．
- 各足趾の根本・趾間から約1〜2cmぐらいの位置に，中足趾節関節（MTP関節）をわずかな凹みとして皮下に触れることができる．

解 剖 図

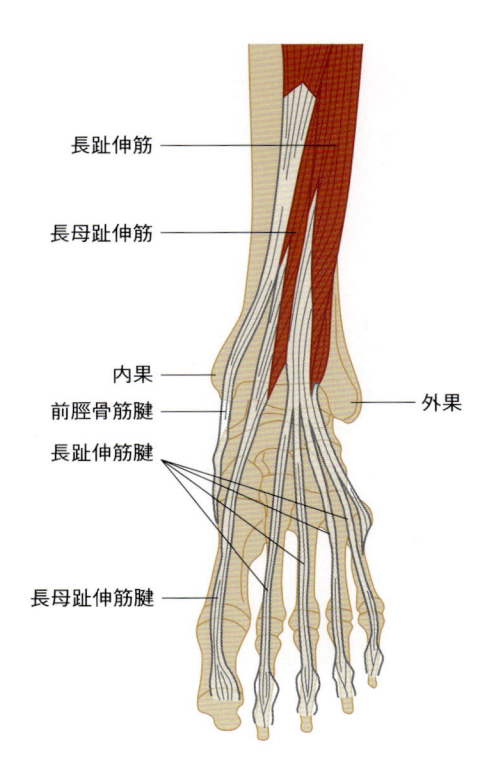

- 長趾伸筋
- 長母趾伸筋
- 内果
- 前脛骨筋腱
- 長趾伸筋腱
- 長母趾伸筋腱
- 外果

G｜足関節・足趾 足（距腿）関節／縦断像

撮像のコツ・考え方

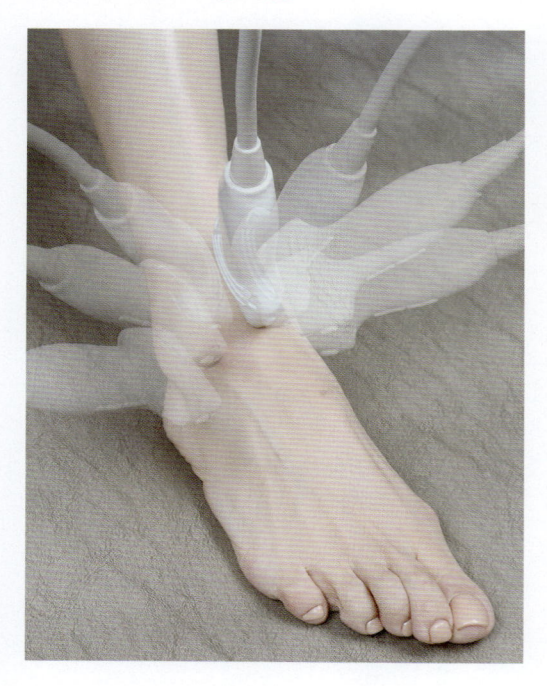

- 臥位で膝を屈曲し足関節を底屈位とし，前方から距腿関節を縦断・横断像にて観察する．
- 距骨滑車を内側から外側まで網羅的に観察する．
- 距骨滑車の短軸像では，浅層に伸筋腱群と足背動脈が観察できる．

解　剖　図

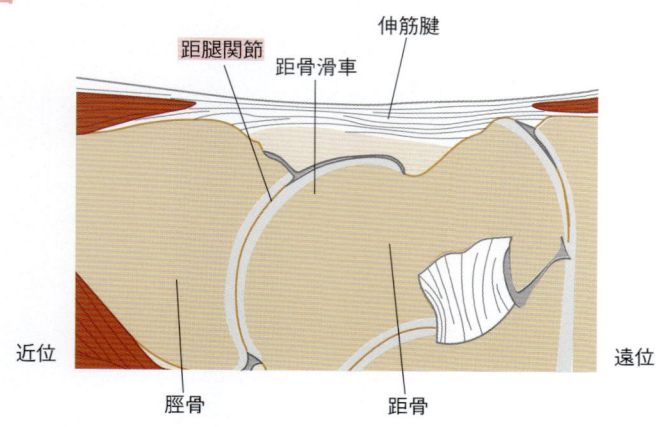

距腿関節　距骨滑車　伸筋腱

近位　　脛骨　　距骨　　遠位

- 脛骨，距骨，腓骨頭，伸筋腱群を把握する．

エコー像の解釈

(近位／遠位)

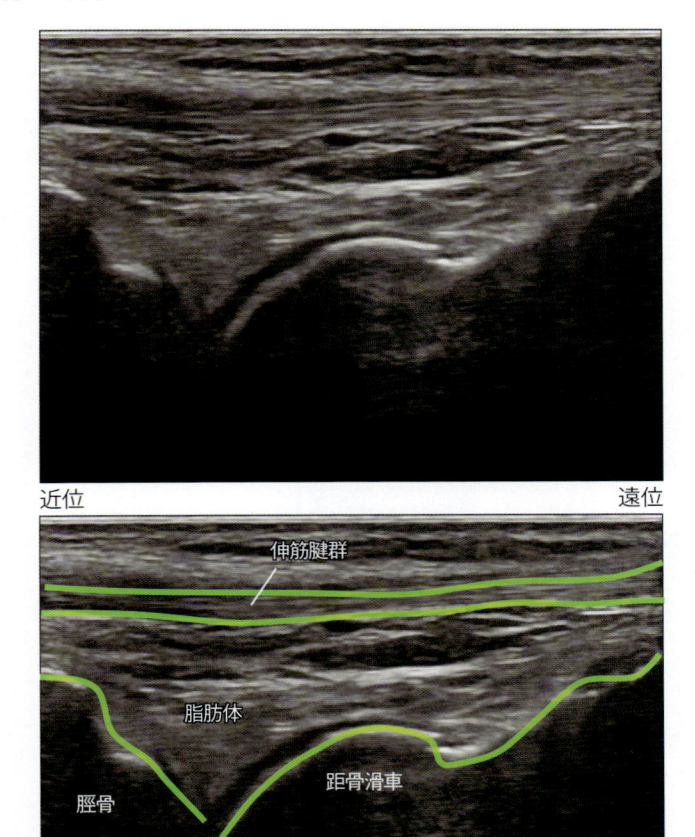

伸筋腱群
脂肪体
脛骨
距骨滑車

- 距骨滑車上に硝子軟骨が広く観察される．
- 距骨滑車上の滑液貯留，滑膜肥厚を観察する．
- 距骨滑車の軟骨下骨の不整像，骨棘形成の有無も観察する．

ワンポイントアドバイス

- わずかな関節液は距腿関節の外側でしか観察されない場合がある．
- 前距腓靱帯は，腓骨頭と距骨頸部を結び，フィブリラーパターンを呈する．

G｜足関節・足趾　距舟関節／縦断像

撮像のコツ・考え方

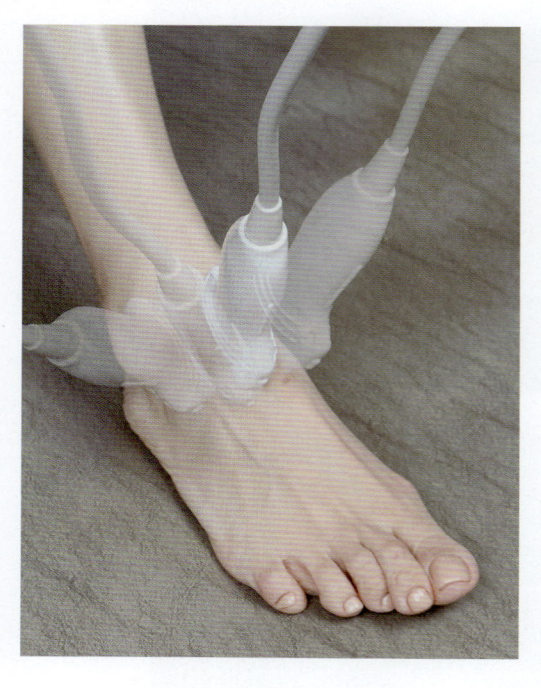

- 臨床症状とともに滑膜炎，変形性関節症の所見頻度が高い関節である．
- 足関節を底屈位とし，距腿関節のやや遠位に位置する距舟関節を前方から観察する．

解 剖 図

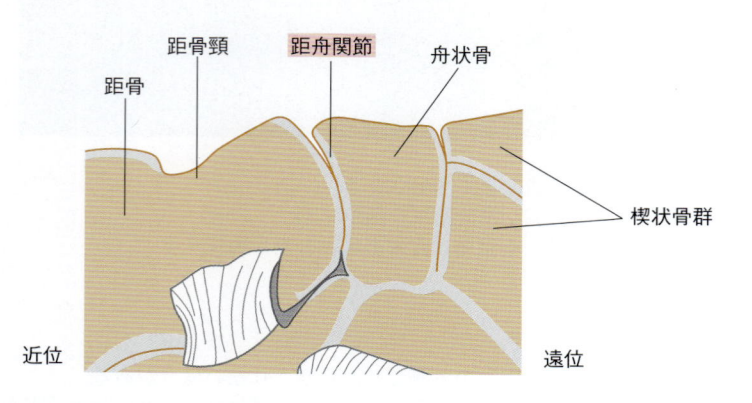

距骨頸　距舟関節　舟状骨　距骨　楔状骨群　近位　遠位

- 距骨と舟状骨，踵骨と立方骨の関節面からショパール関節が構成される．

エコー像の解釈

近位　　　　　　　　　　　　　　　　遠位

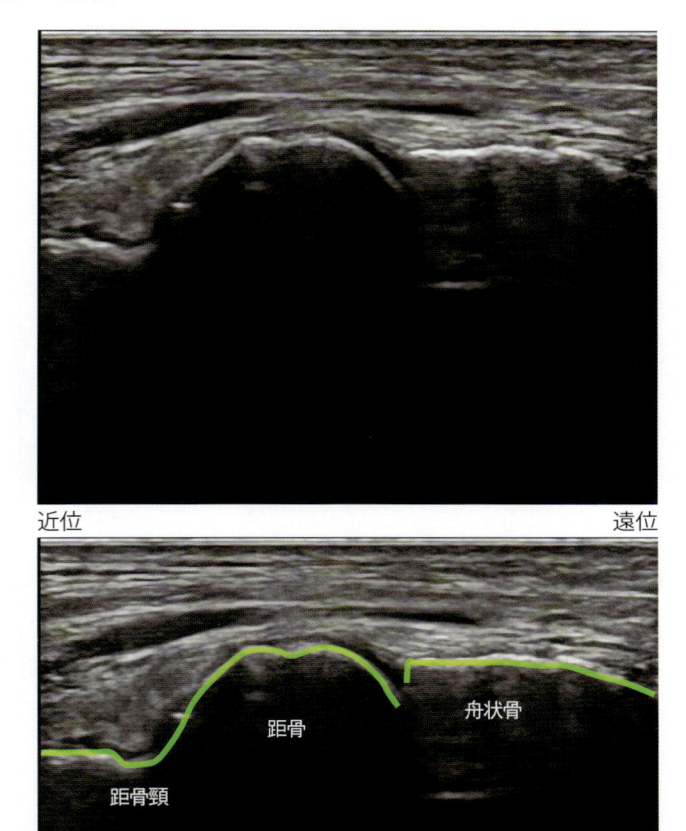

距骨頸　距骨　舟状骨

- 距骨頸と距舟関節を見誤らないように注意する．
- 浅層に位置するため，圧迫しないように観察する．
- 足背動脈の多重反射を血流シグナルと見誤らないように注意する．

ワンポイントアドバイス

- 足背部の疼痛の鑑別・精査時は，楔舟関節，リスフラン関節もあわせて観察する．

G｜足関節・足趾　伸筋腱群／横断像

撮像のコツ・考え方

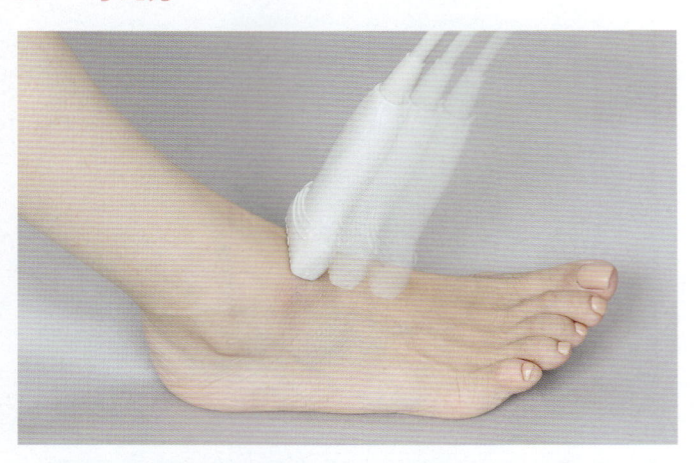

- 臥位で膝を屈曲し足関節を底屈位とし，腱の区別が容易な横断像から撮像を開始する．
- 前脛骨筋腱が最大でもっとも内側に存在する．
- プローブの角度を変えアニソトロピーを利用することで高エコー輝度の脂肪に囲まれる無〜低エコー輝度に変化する腱が観察できる．

解　剖　図

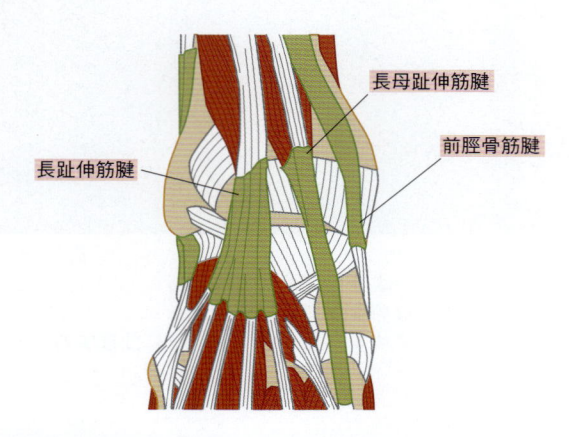

長母趾伸筋腱
前脛骨筋腱
長趾伸筋腱

- 内側から前脛骨筋腱，長母趾伸筋腱，長趾伸筋腱が走行し，長母趾伸筋腱と長趾伸筋腱の間の関節包直上に足背動脈が観察できる．

エコー像の解釈

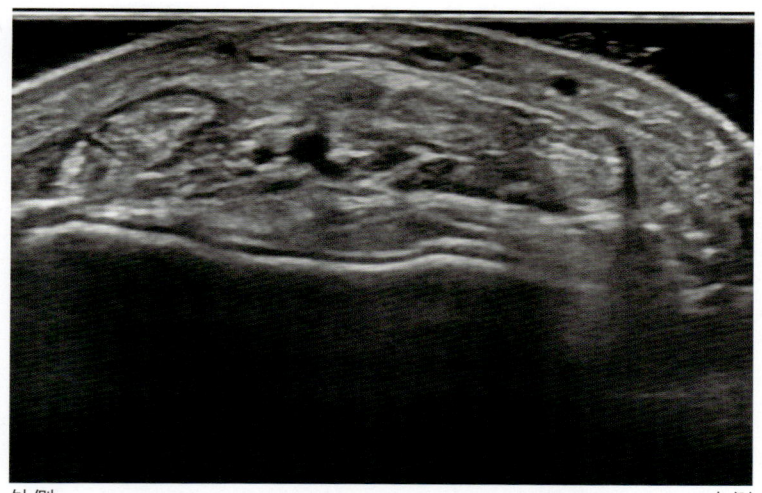

外側　　　　　　　　　　　　　　　　　　内側

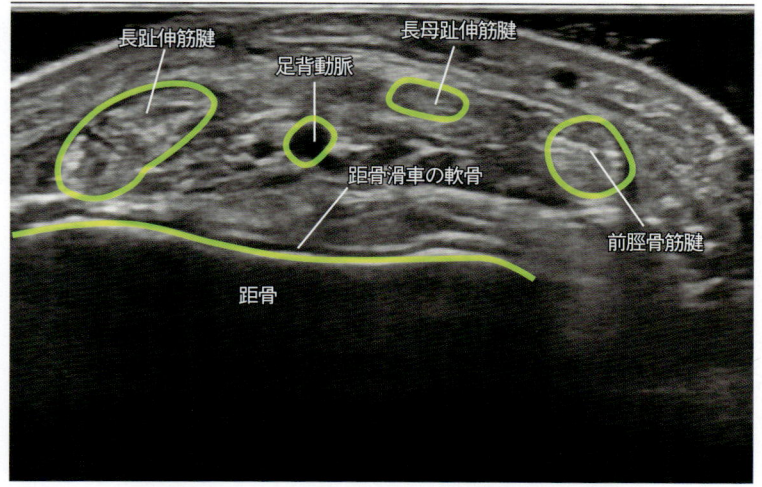

長趾伸筋腱　　足背動脈　　長母趾伸筋腱

距骨滑車の軟骨

前脛骨筋腱

距骨

- 腱にプローブを垂直にあてアニソトロピーのない状態で腱鞘病変の有無を正確に評価する．

ワンポイントアドバイス

- 長母趾伸筋腱の筋腹は，前脛骨筋腱や長母趾伸筋腱に比較して遠位まで存在するため，この筋組織を腱鞘滑膜と見誤らないようにプローブの動的操作にて注意し観察する．

G｜足関節・足趾　屈筋腱群／横断像

撮像のコツ・考え方

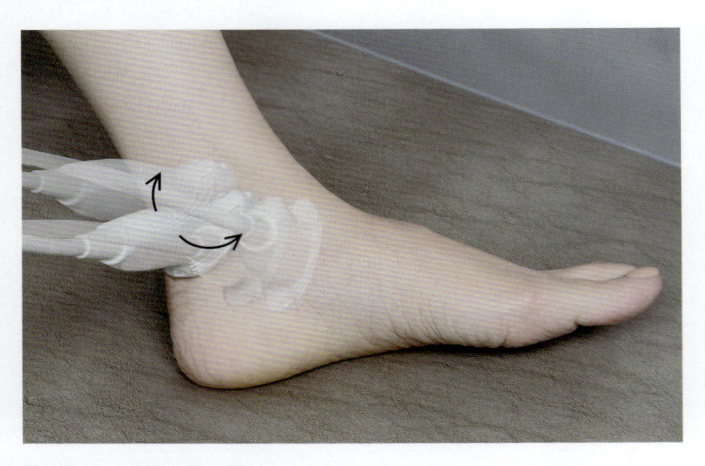

- 仰臥位で膝を屈曲し股関節を外旋し評価を行う．
- 内果と踵を結ぶ線上にプローブを置き内側屈筋腱群の横断像を観察する．
- アニソトロピーに注意して撮像し，腱の近位から遠位まで広い範囲の撮像を心がける．
- 低エコー域として描出される屈筋支帯を病的所見と見誤らないこと．

解 剖 図

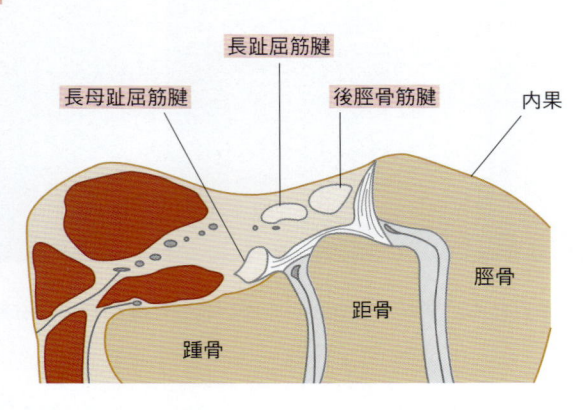

長趾屈筋腱
長母趾屈筋腱
後脛骨筋腱
内果
脛骨
距骨
踵骨

- 内果，後脛骨筋腱，長趾屈筋腱，長母趾屈筋腱，後脛骨動・静脈，脛骨神経を観察する．

エコー像の解釈

後方　　　　　　　　　　　　　　　　　　　　前方
後脛骨静脈　長趾屈筋腱　後脛骨筋腱
脛骨神経
内果
長母趾屈筋腱　後脛骨動脈
距骨

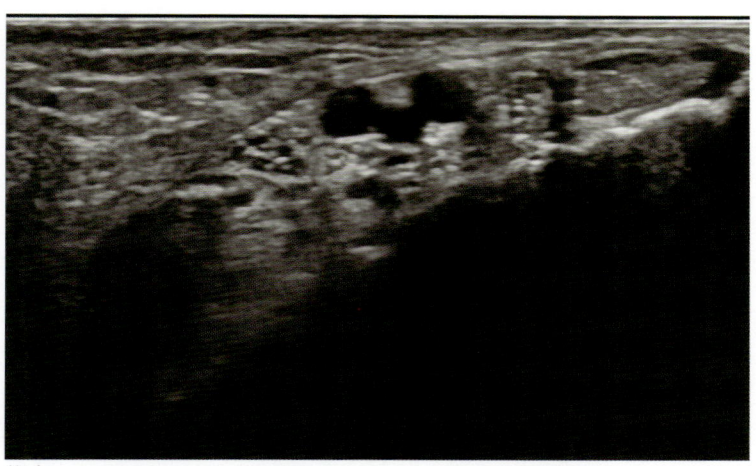

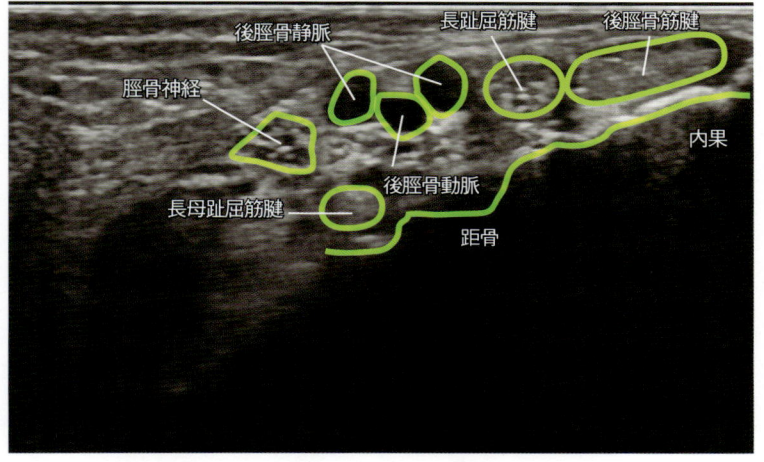

- 長母趾屈筋腱の描出がときに難しいが，接する踵骨載距突起を同定するか，母趾の底屈動作に同期しアニソトロピーを呈する構造物として同定する．
- 健常者においても後脛骨筋腱鞘内に内果より遠位に少量の滑液が観察されることがよくある．

ワンポイントアドバイス

- 足関節内果へ長軸方向にプローブをあてると内果下端と踵骨載距突起を結ぶ三角靱帯を観察できる．
- 長母趾屈筋腱鞘は距腿関節内としばしば交通している．

G｜足関節・足趾 屈筋腱群／縦断像

撮像のコツ・考え方

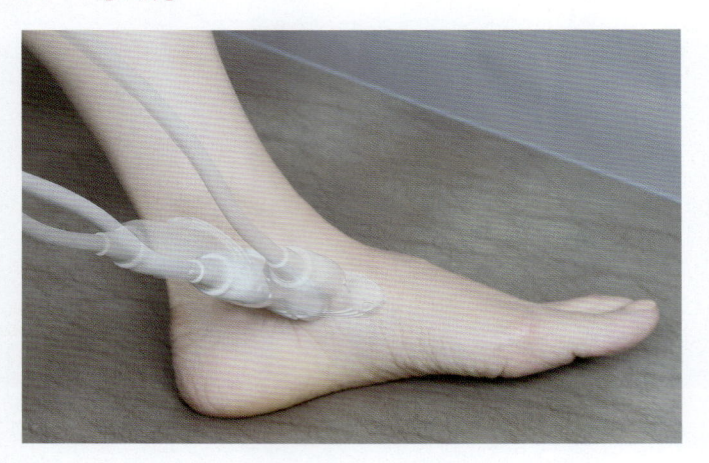

- 内果下端外側を回り込むように腱の走行に沿ってプローブをあてる．
- フィブリラーパターンを呈する腱が2つ描出され，後脛骨筋腱が隣接した長趾屈筋腱より太い．

解 剖 図

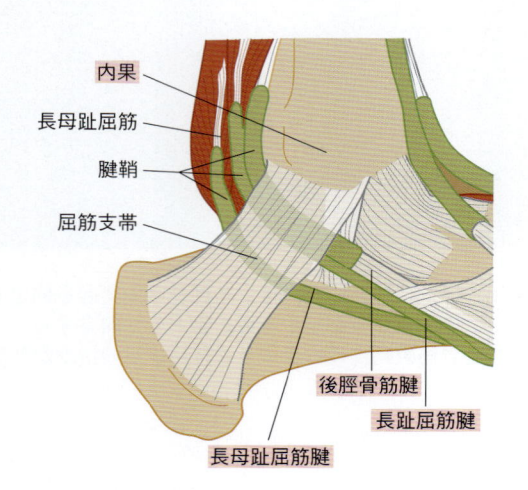

内果
長母趾屈筋
腱鞘
屈筋支帯
後脛骨筋腱
長趾屈筋腱
長母趾屈筋腱

- 内果，後脛骨筋腱，長趾屈筋腱，長母趾屈筋腱を観察する．

エコー像の解釈

近位　　　　　　　　　　　　　　　　　　　　遠位

後脛骨筋腱

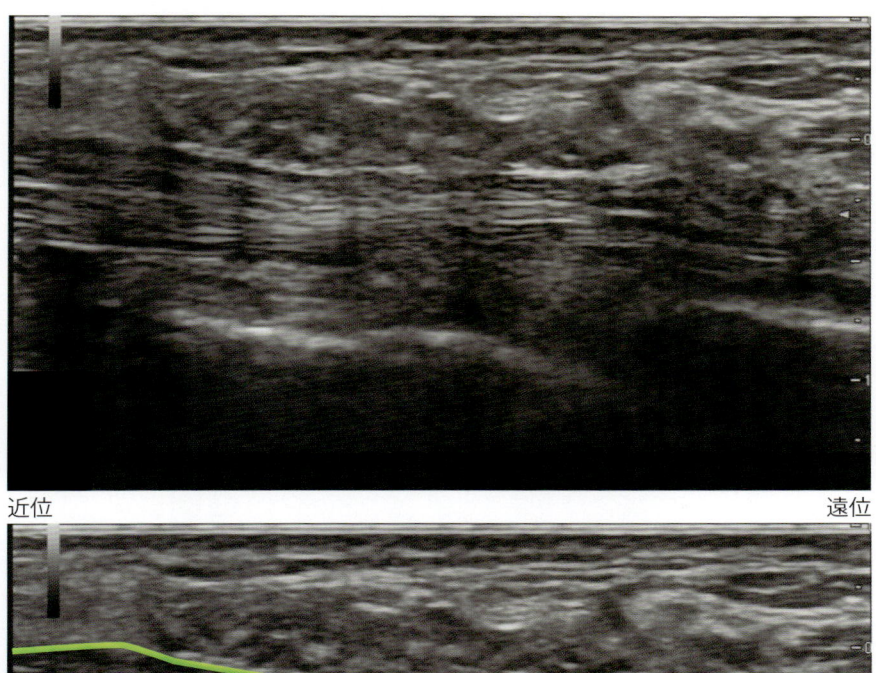

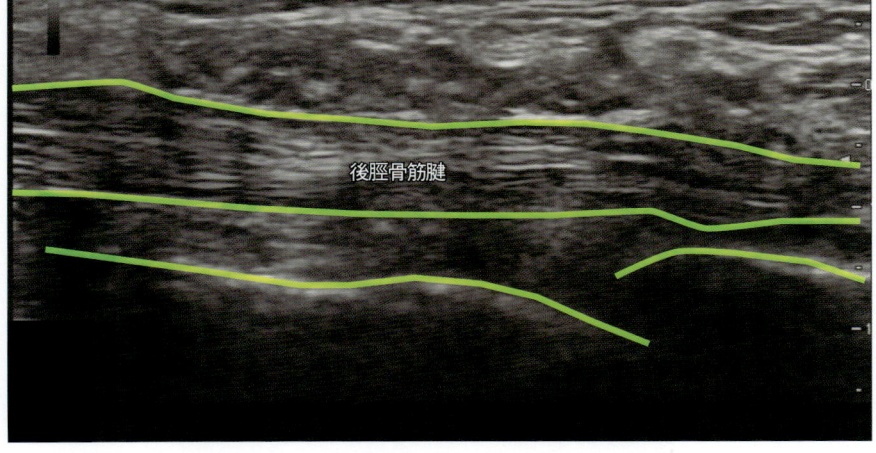

- フィブリラーパターンを呈する腱構造が観察される．

ワンポイントアドバイス

- 長趾屈筋腱と長母趾屈筋腱を遠位にたどるとそれらの交差部位が観察され，ヘンリー結節と呼ばれる．

G｜足関節・足趾　　長短腓骨筋腱／横断像

撮像のコツ・考え方

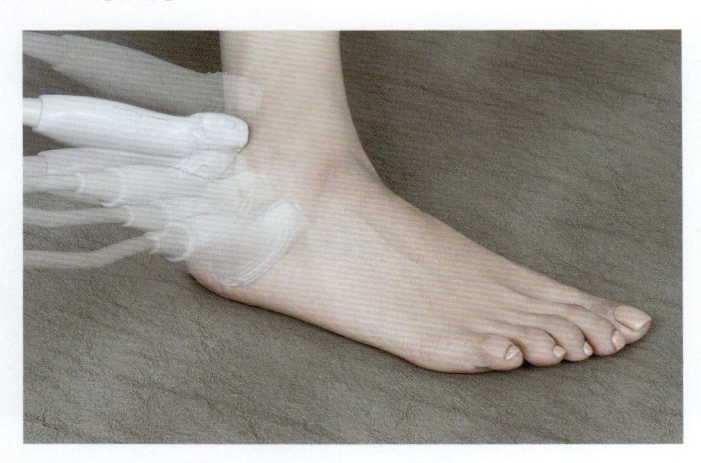

- 仰臥位で股関節を内旋し評価を行う．
- 外果後方に短軸方向にプローブをあてる．
- 外果にプローブの一端をのせることで，撮像画において外果が腓骨筋腱の位置把握のためによいランドマークとなる．

解 剖 図

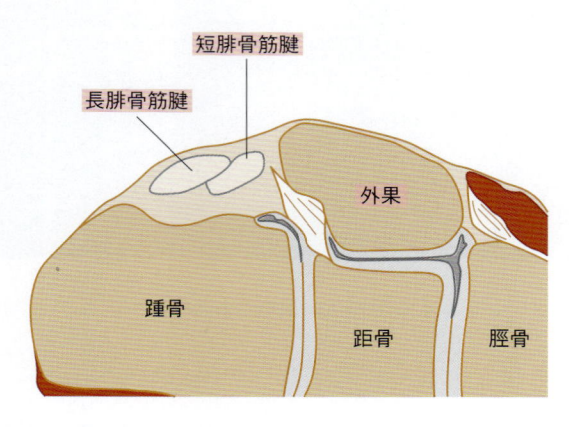

短腓骨筋腱
長腓骨筋腱
外果
踵骨
距骨
脛骨

- 外果，長腓骨筋腱，短腓骨筋腱を把握する．

エコー像の解釈

後方　　　　　　　　　　　　　　　　　前方

長腓骨筋腱
外果
短腓骨筋腱
腓骨

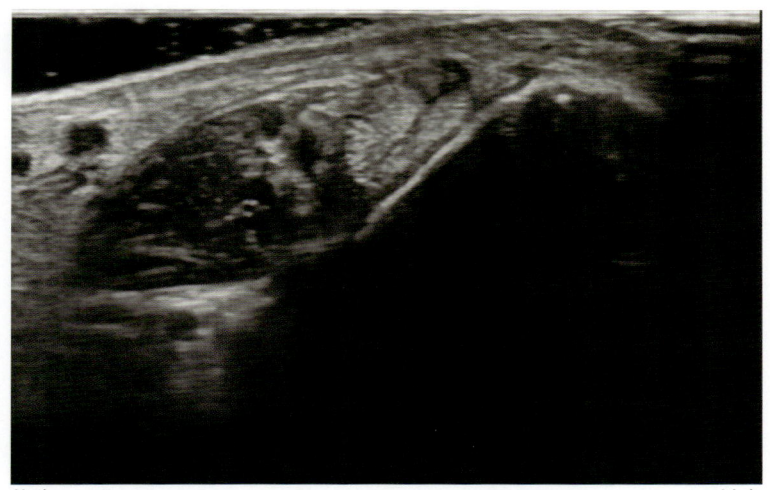

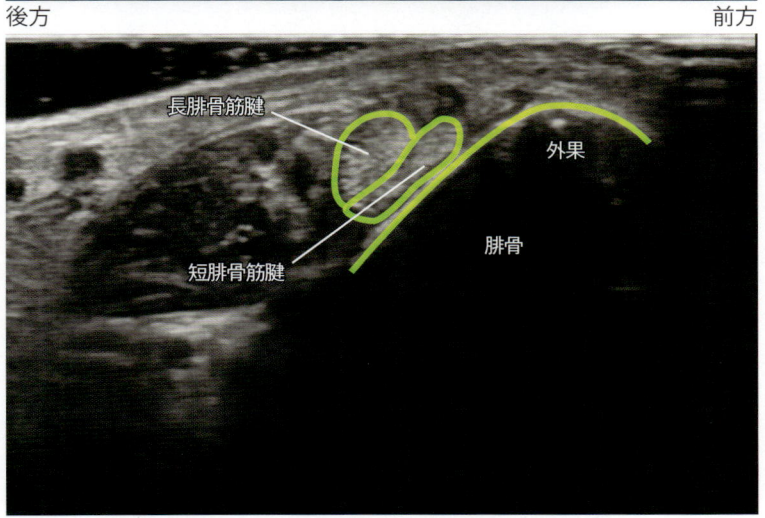

- 外果の後下方で上腓骨筋支帯に覆われ，長腓骨筋腱が短腓骨筋腱の表層を走行する．
- 長腓骨筋腱，短腓骨筋腱ともに卵円形高エコー像として描出される．
- 筋腱移行部は長腓骨筋腱が短腓骨筋腱よりも近位に存在する．

ワンポイントアドバイス

- 腓骨先端から踵方向に斜めにプローブをあてると，腓骨筋腱下に踵腓靱帯の長軸像が観察できる．

G｜足関節・足趾　長短腓骨筋腱／縦断像

撮像のコツ・考え方

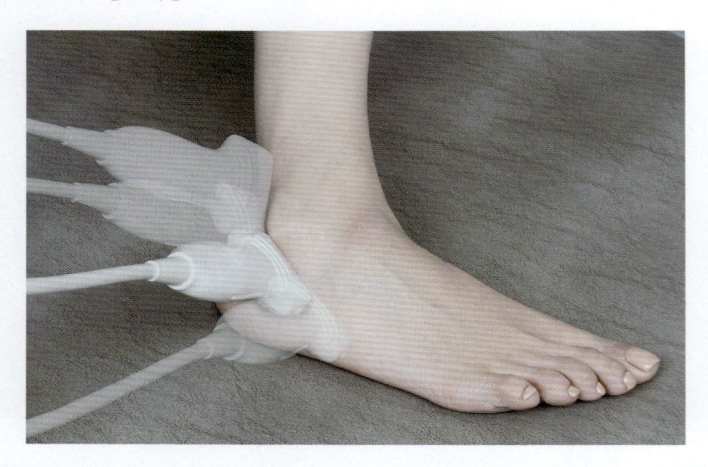

- 外果下端外側を回り込むように腱の走行に沿ってプローブをあてる．
- フィブリラーパターンを呈する腱が2つ描出され，浅層を走行するのが長腓骨筋腱である．

解　剖　図

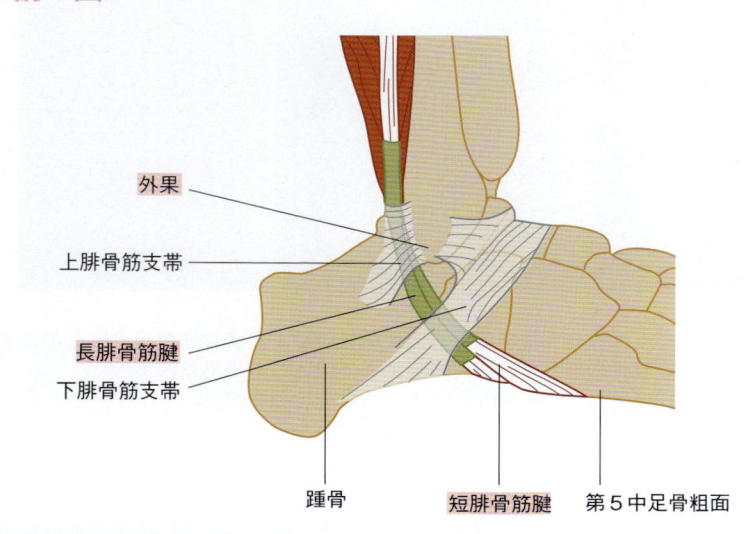

外果
上腓骨筋支帯
長腓骨筋腱
下腓骨筋支帯
踵骨
短腓骨筋腱
第5中足骨粗面

- 外果，長腓骨筋腱，短腓骨筋腱を把握する．

エコー像の解釈

近位　　　　　　　　　　　　　　　　　　　遠位

長腓骨筋腱
短腓骨筋腱
腓骨

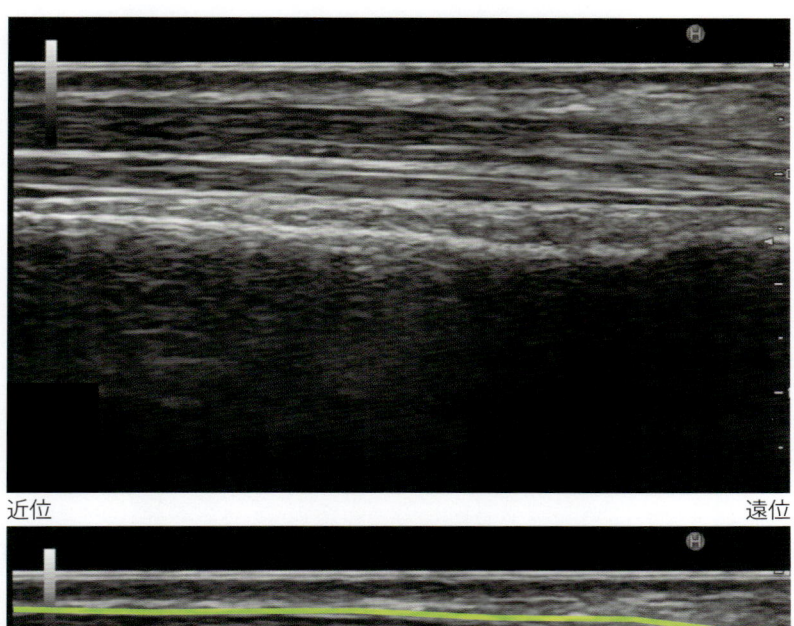

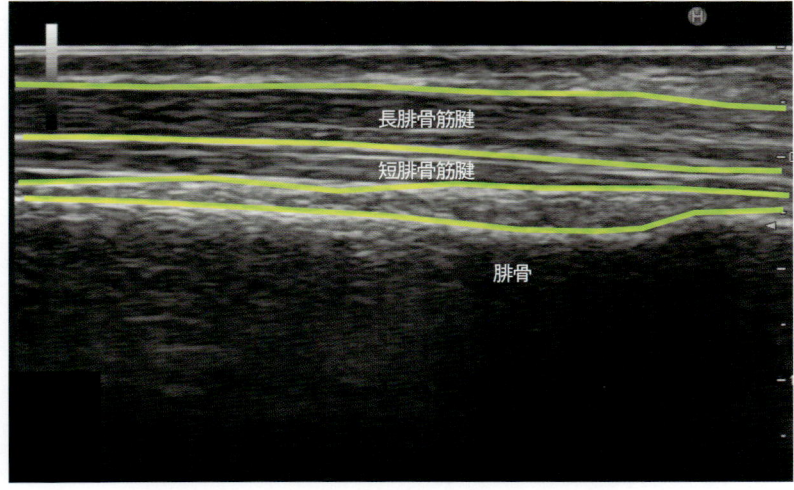

- 外果から遠位にプローブを動かし，長腓骨筋腱の立方骨方向への走行，短腓骨筋腱の第5中足骨への付着が観察できる．

ワンポイントアドバイス

- 短腓骨筋腱の筋腹の血流を病的シグナルと見誤らないようにする．

G｜足関節・足趾

中足趾節（MTP）関節／縦断像

撮像のコツ・考え方

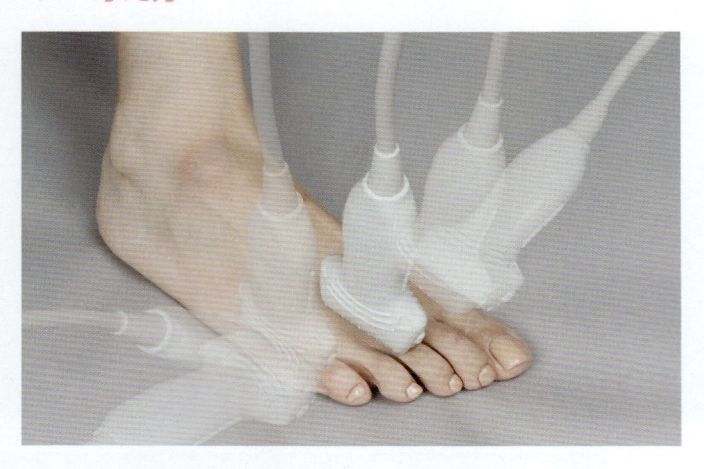

- 第1，第5 MTP 関節は内側，外側までしっかり観察することを心がける．
- MTP 関節（とくに第 1 MTP 関節）は MCP（中手指節）関節に比較し滑液貯留／滑膜肥厚が観察されやすい．
- 健常人においても骨表不整がみられやすいため，骨びらんとの鑑別に注意を要する．
- 第 5 MTP 関節の外側は関節リウマチにおいてびらんの好発部位であるため注意深く観察し，縦断・横断像にて評価する．

解 剖 図

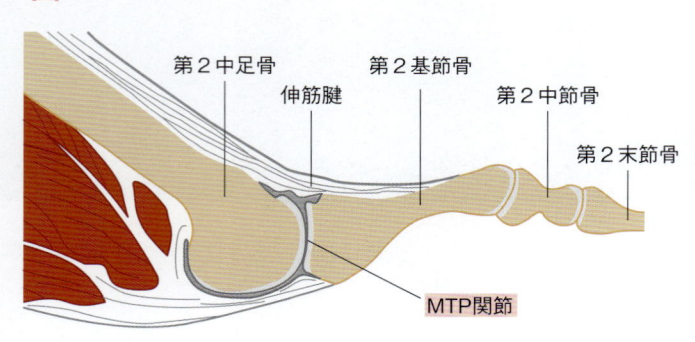

第2中足骨　第2基節骨　第2中節骨　第2末節骨
伸筋腱
MTP関節

- 中足骨，基節骨，伸筋腱を把握する．

エコー像の解釈

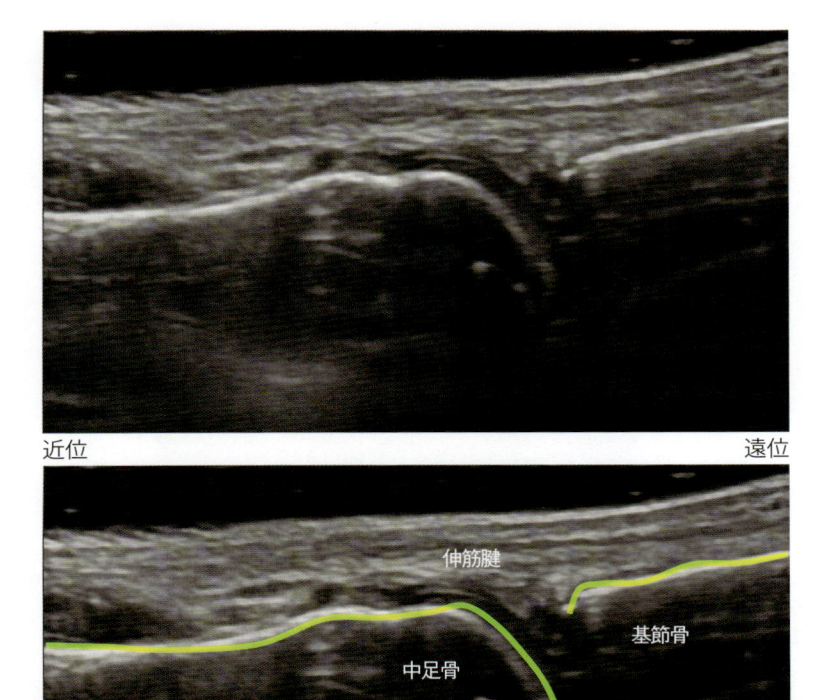

- 第1 MTP関節は痛風発作の好発部位で，double contour sign が特徴的な所見である．
- double contour sign は硝子軟骨上に層状に沈着した尿酸塩結晶が高輝度に描出され，骨皮質の高輝度のラインとあわせ二重に高輝度線状エコーが観察される様子のことである．層状に沈着した尿酸塩結晶は，正常硝子軟骨表面の高輝度線状エコー像と違い，プローブの角度によらず描出される．MTP関節を屈曲させると軟骨面を広く描出できる．

ワンポイントアドバイス

- 隣り合うMTP関節の間には滑液包が存在し，ときに滑液包炎を起こすため見落とさないよう注意する．視診で趾と趾の間が開大していることを観察できることが多い．
- 主に第3足趾と第4足趾の間の痛みとしびれを症状とするモートン神経腫は，MTP関節間の低エコー輝度腫瘤として観察されうる．

G｜足関節・足趾 アキレス腱／縦断像

撮像のコツ・考え方

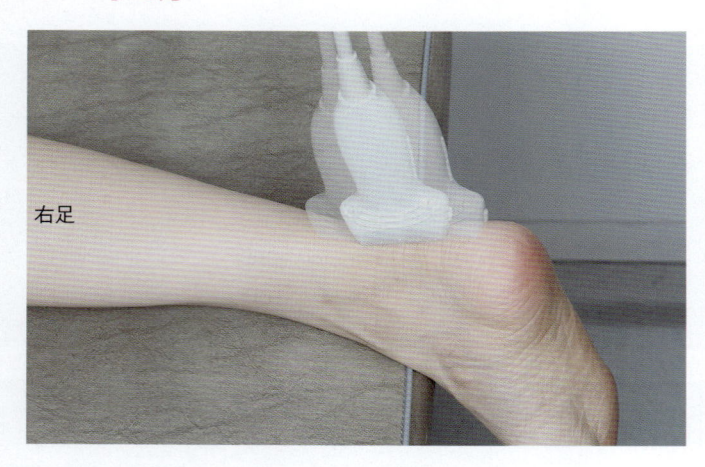

右足

- 腹臥位となり足先はベッドサイドから外に垂らすか，足関節の下に枕を入れアキレス腱が伸展した姿位で観察しアニソトロピーを軽減する．
- 血流シグナルの検出感度はアキレス腱の緊張をゆるめたほうが高い．

解 剖 図

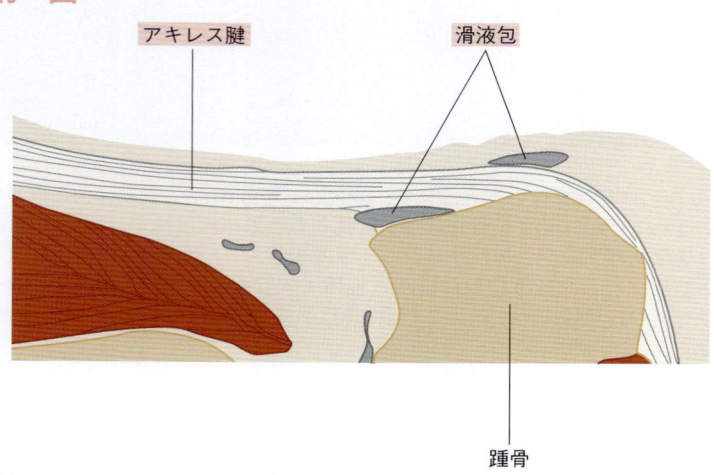

アキレス腱　　滑液包

踵骨

- アキレス腱，踵骨，滑液包(踵骨後方，アキレス腱後方)を把握する．

エコー像の解釈

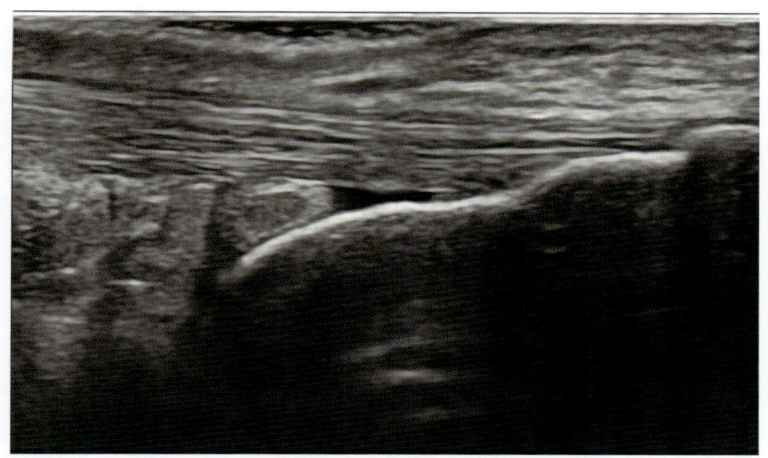

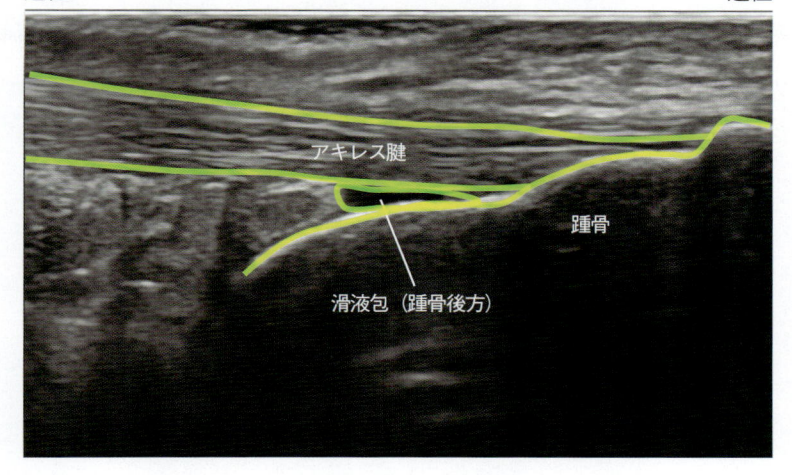

- アキレス腱はフィブリラーパターンを呈し，踵骨後面へ付着する．
- 病的所見として，フィブリラーパターンの消失，低エコー域の存在，腱腫大，石灰化，付着部骨びらん，付着部骨棘，滑液包炎，血流シグナルの増加がある．

ワンポイントアドバイス

- アキレス腱表層部皮下の血流を病的シグナルと見誤らないようにする．

G｜足関節・足趾　おさえておくべき疾患

関節リウマチ（MTP関節縦断像，パワードプラ，p133参照）

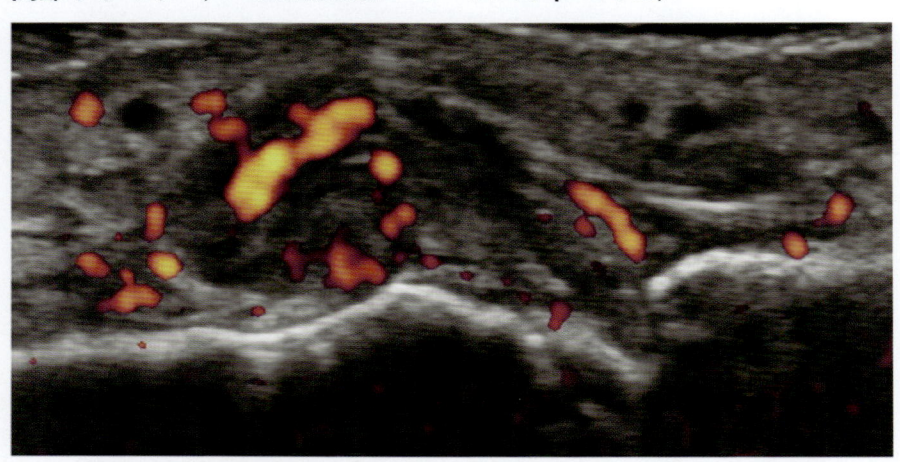

近位　　　　　　　　　　　　　　　　　　　　　　　遠位

滑液貯留／滑膜肥厚

基節骨

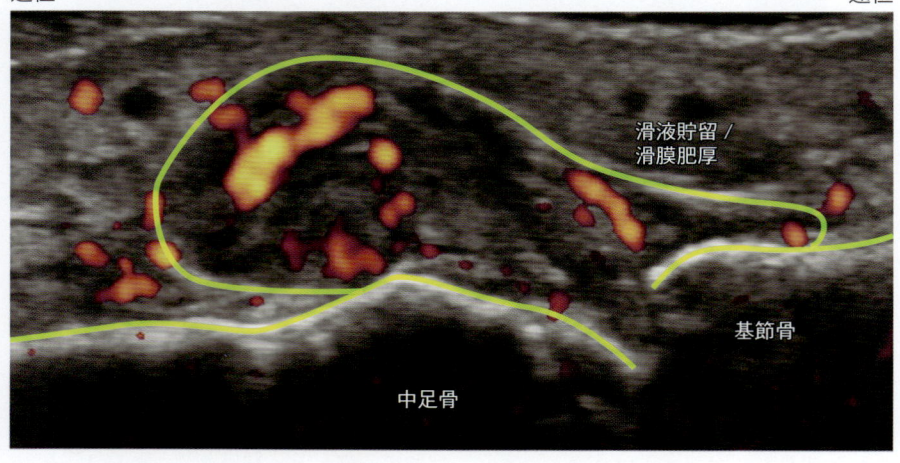

中足骨

- 関節周囲に無～低エコー領域を呈する滑液貯留／滑膜肥厚が描出され，滑膜肥厚部に一致する血流シグナルが認められるため，活動性が高い滑膜炎であると考えられる．

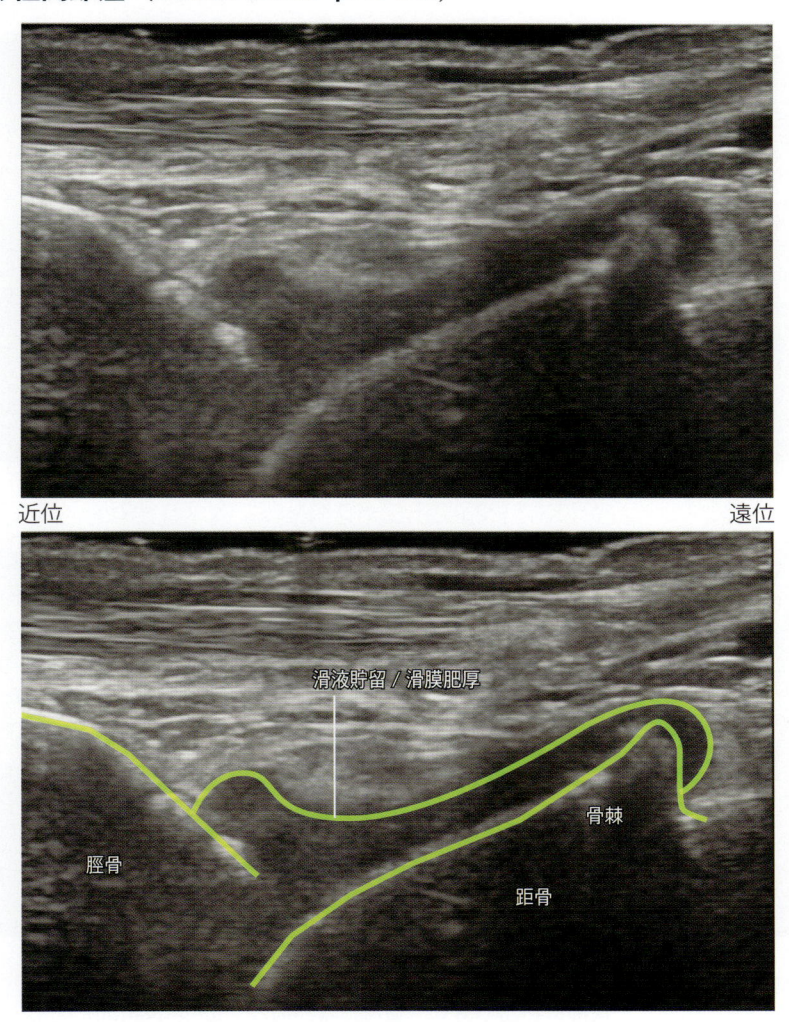

変形性関節症 （距腿関節縦断像，p119 参照）

近位　　　　　　　　　　　　　　　　　　　　　遠位

滑液貯留 / 滑膜肥厚

脛骨　　骨棘　　距骨

- 骨棘の形成があり，滑膜増生や血流シグナルはないか，あってもわずかである．

痛風（第 1 MTP 関節背側縦断像，p133 参照）

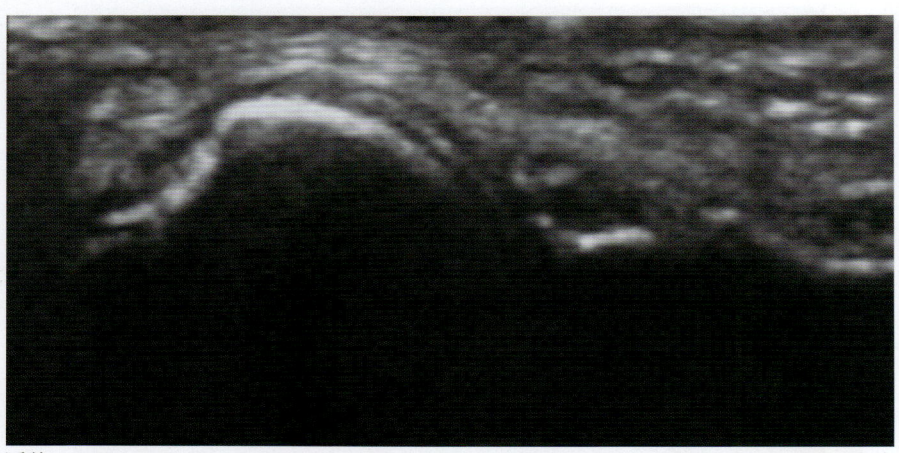

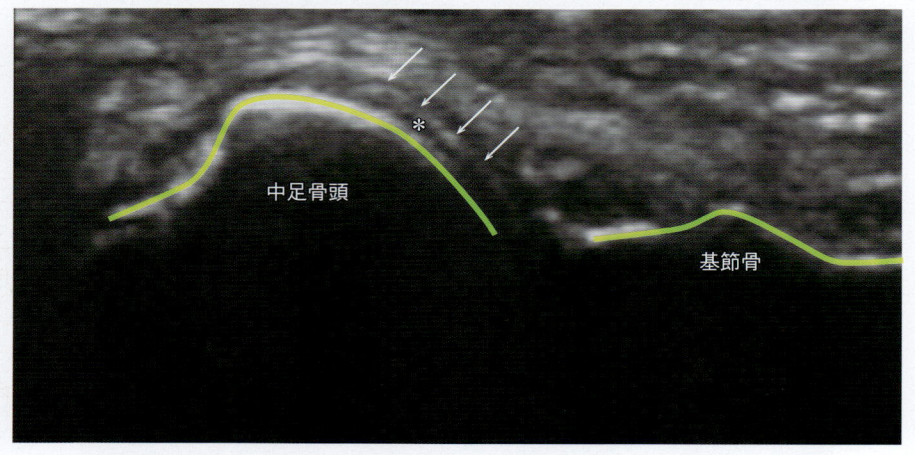

近位　　　　　　　　　　　　　　　　　　　　　　遠位

中足骨頭

基節骨

- 中足骨頭の軟骨表層に一致した高輝度の線状影を認める．
- 軟骨（＊）に沈着した尿酸塩結晶であり，痛風に特異的な double contour sign と呼ばれる．
- 超音波が垂直にあたる軟骨の水平部では一般に，軟骨表層が高輝度に観察されることがあるが，double contour sign では，軟骨の表層全体が高輝度に観察される（矢印）．

関節リウマチ（足趾びらん）（MTP関節, p133参照）

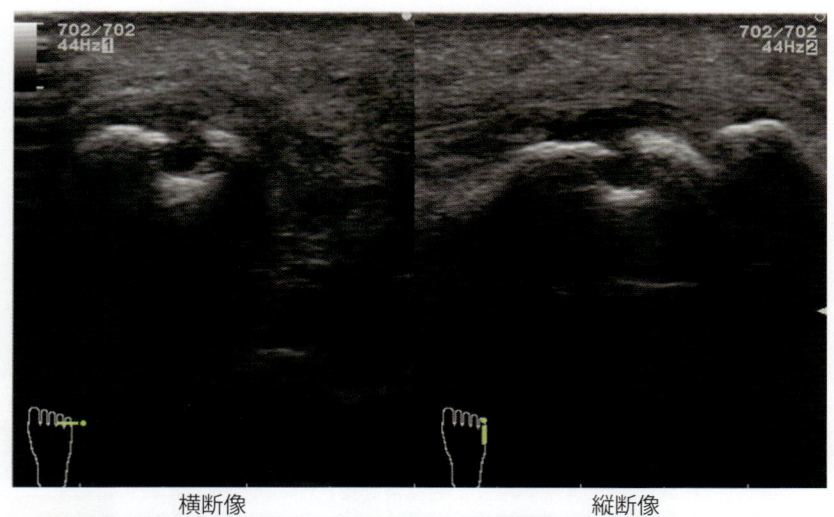

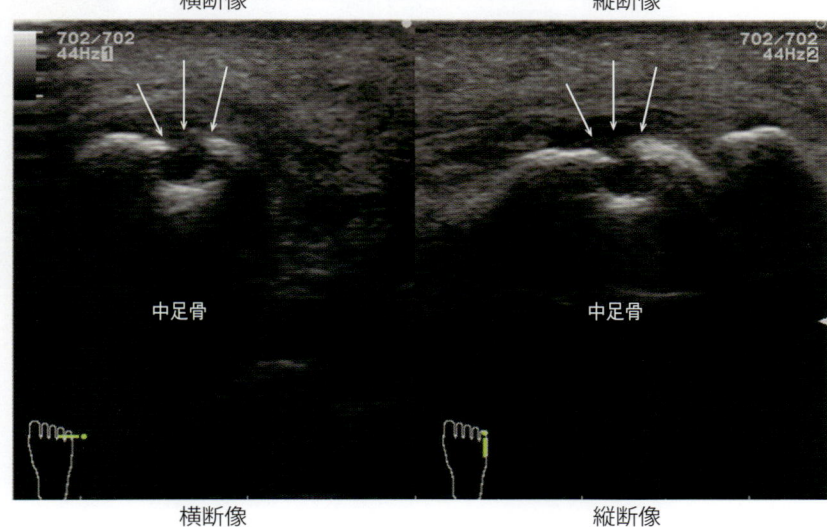

横断像 縦断像

横断像 （中足骨） 縦断像 （中足骨）

- 骨皮質の途絶像（矢印）が二断面（縦・横）で観察される．

乾癬性関節炎（アキレス腱縦断像，パワードプラ，p135 参照）

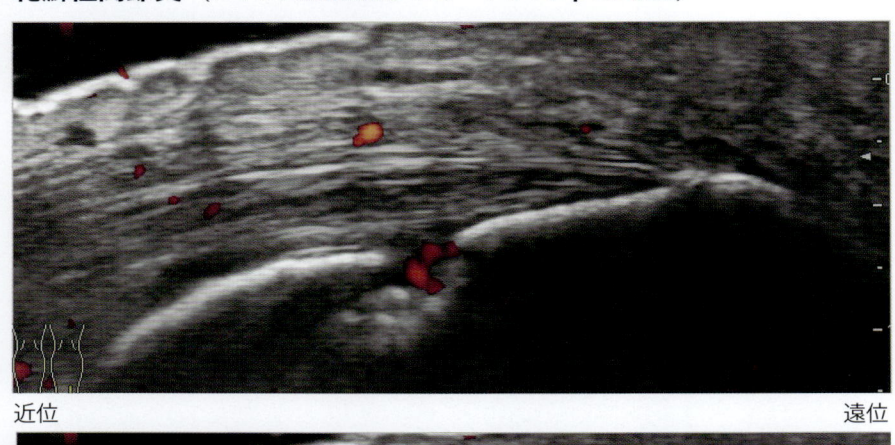

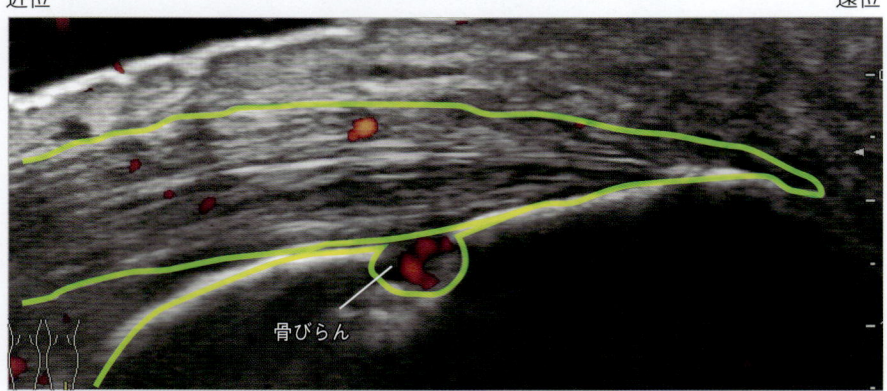

近位　　　　　　　　　　　　　　　　　　　　　　　　遠位

骨びらん

- アキレス腱付着部炎：付着部に血流シグナルを伴う骨びらんを認める．

索　引

和　文

あ〜え
アキレス腱　134
アニソトロピー　12, 23
異方性　12, 23
遠位指節間（DIP）関節　16
遠位橈尺関節　50
炎症性の腫脹　16

か
外果　116, 130
外側広筋　98
外側上顆　64
外側側副靱帯　106
外側半月　106
外腸骨稜　92
画像のオリエンテーション　14
鵞足　98
滑液　3
滑膜肥厚　3
下腓骨筋支帯　130
寛解の判定　7
寛骨臼　94
関心領域　11
関節穿刺　8

き
基節骨　18, 132
偽痛風　114
楔舟関節　121
楔状骨群　120
棘下筋腱　89
棘上筋　86
　　──腱　87
距骨　120, 124

　　──滑車　123
距舟関節　120
距腿関節　116
近位指節間（PIP）関節　16

く
屈筋支帯　126
グレースケール　2
　　──の重症度分類　3

け
脛骨　104, 110, 124
ゲイン　9, 11
月状骨　46
結節間溝　81, 82
肩甲棘　79, 88
腱鞘滑膜炎　3
　　──の重症度分類　4
腱付着部炎　76
肩峰　86
　　──下滑液包　86
　　──後角　88

こ
後脛骨筋腱　124, 126
鉤状突起　68
鉤突窩　68
骨棘形成　113
骨性肥大　16
骨びらん　3

さ
三角筋　84
　　──下滑液包　84
三角骨　48
三角線維軟骨複合体　49, 57

索　引　141

し〜す

膝蓋下脂肪体　110
膝蓋腱　98, 110
膝蓋骨　98
　——上脂肪体　100
膝蓋支帯　102
膝蓋上嚢　98, 100
膝蓋靱帯　98
膝蓋前皮下滑液包　110
膝窩筋腱　107
膝窩筋溝　107
疾患活動性評価　6
尺側手根伸筋腱　55, 57
尺骨茎状突起　54
尺骨鉤状突起　69
尺骨頭　42, 51, 54
舟状骨　44, 120
　——結節　43, 58
手根管　59
　——症候群　62
手根間関節　45
小結節　80, 82
踵骨　124, 130
掌側板　22
小転子　93
上腓骨筋支帯　129, 130
踵腓靱帯　129
小菱形骨　44
上腕骨　70, 72
　——滑車　68
　——小頭　66
　——頭　88
上腕三頭筋　71
ショパール関節　120
伸筋腱　18
　——区画　51, 56
深指屈筋腱　22
深膝蓋下滑液包　110
ステーション型　9

せ〜そ

正中神経　59
前距腓靱帯　119
前脛骨筋腱　116, 122
潜在性滑膜炎　6
浅指屈筋腱　22
前腸骨棘　93
足背動脈　121, 122
鼠径靱帯　92

た

大結節　80, 82, 84
大腿骨　104, 106
　——外側上顆　106
　——頸　94
　——前脂肪体　100
　——頭　93, 94
　——内側顆　104, 108
大腿四頭筋腱　98
大腿直筋　98
大腿二頭筋腱　99
大転子　93
ダイナミックレンジ　9
大菱形骨　43
多重反射　12
短腓骨筋腱　128, 130

ち

恥骨結節　93
中手指節（MCP）関節　16
中節骨　18, 132
中足骨　130, 132
中足趾（MTP）関節　116, 132
中殿筋　94
肘頭　70
　——窩　65, 70
　——滑液包炎　75
腸脛靱帯　98, 107
腸骨結節　92
腸骨大腿靱帯　95

長趾屈筋腱　124, 126
長趾伸筋腱　116, 122
腸恥包　94
長腓骨筋腱　128, 130
長母趾屈筋　126
　　──腱　124, 126
長母趾伸筋健　116, 122
腸腰筋　94

と
橈骨窩　65, 66
橈骨手根関節　45
橈骨頭　65, 66
豆状骨　43, 58
ドケルバン病　61
ドプラモード　2

な
内果　116, 126
内側屈筋腱群　124
内側広筋　98
内側膝蓋大腿靱帯　102
内側上顆　64
内側側副靱帯　104
内側半月　104
軟骨境界面アーチファクト　12

は
薄筋腱　105
バネ指　31, 41
パルス繰り返し周波数　11
パワードプラの重症度分類　4
半腱様筋腱　99, 105
半膜様筋腱　99, 108

ひ〜ほ
腓骨頭　98, 106
腓腹筋内側頭　99, 108
フィブリラーパターン　22, 83
フォーカス　9

ベーカー囊胞　108
変形性関節症　16
ヘンリー結節　127
縫工筋腱　105
傍膝蓋窩　102
ポータブル型　9

ま〜も
末節骨　132
ミラーアーチファクト　12
モートン神経腫　133

ゆ〜よ
有鈎骨　42
有頭骨　46
予後予測　7

り
リウマチ性多発筋痛症　91
リスター結節　42, 51
リスフラン関節　121
立方骨　120

わ
腕尺関節　68, 74
腕橈関節　66

欧　　文

A1 滑車　30
B モード　2
Bouchard 結節　16
cartilage interface artifact　12
DIP（distal interphalangeal）関節　16
double contour sign　133
ECU（extensor carpi ulnaris）　55, 57
Heberden 結節　16
MCP（metacarpophalangeal）関節　16
MTP（metatarsophalangeal）関節
　　　　　　　　　　　　116, 132

OA（osteoarthritis）　16
OMERACT（Outcome Measures in Rheumatology）　2
PIP（proximal interphalangeal）関節
　　　　　　　　　　　　　　　　16
PRF（pulse repetition frequency）　11
ROI（region of interest）　11
reverberation　12
subclinical synovitis　6
TFCC（triangular fibrocartilage complex）　49, 57

リウマチ診療レベルアップ 関節エコービジュアルレシピ
―解剖学的視点とプローブ走査もわかる！

2016 年 3 月 15 日　第 1 刷発行	著　者　大野　滋，鈴木　毅，小笠原倫大
2024 年 5 月 1 日　第 2 刷発行	発行者　小立健太
	発行所　株式会社　南　江　堂
	〒113-8410　東京都文京区本郷三丁目 42 番 6 号
	☎（出版）03-3811-7236　（営業）03-3811-7239
	ホームページ　https://www.nankodo.co.jp/
	印刷・製本　永和印刷
	装丁　渡邊真介

Visual Guide to Ultrasound Examination in Rheumatology
© Nankodo Co., Ltd., 2016

定価は表紙に表示してあります．　　　　　　　　　　　　Printed and Bound in Japan
落丁・乱丁の場合はお取り替えいたします．　　　　　　　ISBN978-4-524-26181-9

本書の無断複製を禁じます．

JCOPY　〈出版者著作権管理機構　委託出版物〉

本書の無断複製は，著作権法上での例外を除き禁じられています．複製される場合は，そのつど事前に，出版者著作権管理機構（TEL 03-5244-5088，FAX 03-5244-5089，e-mail: info@jcopy.or.jp）の許諾を得てください．

本書の複製（複写，スキャン，デジタルデータ化等）を無許諾で行う行為は，著作権法上での限られた例外（「私的使用のための複製」等）を除き禁じられています．大学，病院，企業等の内部において，業務上使用する目的で上記の行為を行うことは私的使用には該当せず違法です．また私的使用であっても，代行業者等の第三者に依頼して上記の行為を行うことは違法です．